はじめに

　さまざまな種類の食材を用いて、栄養バランスのよい献立を作るのが理想なのは、みなさまご存じの通りです。

　しかし、それを日々実行するのがなかなか難しいことも、多くの方々が感じていらっしゃるのではないでしょうか。

　そもそも、何をどれだけ食べれば必要な栄養素が摂れるのかを考えるのは、簡単なことではありません。ましてや子育てや仕事、ほかの家事などで忙しいなか、日々の献立を考えるだけで精一杯なのが現実でしょう。そのうえで、各栄養素の摂取量やエネルギー量まで考えるのは、あまりにも負担が大きすぎるといえます。

　本書で紹介している「手作りミールキット」は、そんなみなさまの悩みを一気に解決する簡単で便利なレシピ集です。おおまかにいうと、休日に5日分の夕食の材料をまとめて購入し、あらかじめ「下準備」まですませておきます。休日に行なうのは買い物と下準備だけなので、例えば日曜日に5日分のおかずを全て「作り置き」するよりも、作業量はぐんと減らせます。

　料理を作る当日は、下準備ができているので、短時間で調理することが可能です。そのため、時間がないときや疲れているときでも、できたてのおいしい料理をすぐに食べられます。

　難しいことを考える必要はありません。本書で紹介している材料とレシピを、そのまま真似ていただくだけで、おいしく栄養バランスのよい料理が毎日食べられるようになるのです。ストックしている食材を、うまく使い回せるようにもなります。

　緑黄色野菜、淡色野菜、肉・魚介類、加工食品、きのこ類など、多彩な食品を5食のなかでバランスよく摂れるように工夫していますので、ぜひ多くのご家庭で取り組んでいただき、ご家族全員が健康で幸せな毎日を送れるよう願っております。

女子栄養大学栄養クリニック

本書の使い方

1	本書では、5日分の夕食の買い物リストと下準備、レシピを4週間分紹介しています。
2	買い物リストにしたがって、5日分の食材をまとめて購入してください。
3	食材を買った当日に下準備を行ない、材料に応じて適切な方法で保存します。
4	「Day1」から「Day5」まで、各日のページに掲載しているレシピにしたがって調理しましょう。下準備当日を「Day1」としても昼食としても大丈夫。できるだけ早めに使いきるのが大事です。
5	余った食材があるときや繰り返し作るときは、「余り食材＆アレンジ活用レシピ」を参考にしてください。

買い物リストにしたがって食材を買い、レシピにしたがって調理するだけで、栄養バランスのとれた食事が完成！

食材や味つけ、和洋中などバリエーション豊かな料理を紹介しているので、毎日飽きることなく食事を楽しめる！

4つのメリット

材料や調味料、調理法を工夫することで、おいしさや満足度を損なうことなく「減塩」でき、「カロリーオーバー」も防げる！

材料を無駄なく使いきるため、家計にもやさしい！

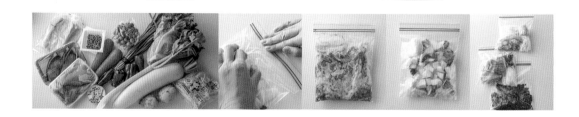

4週間の献立カレンダー

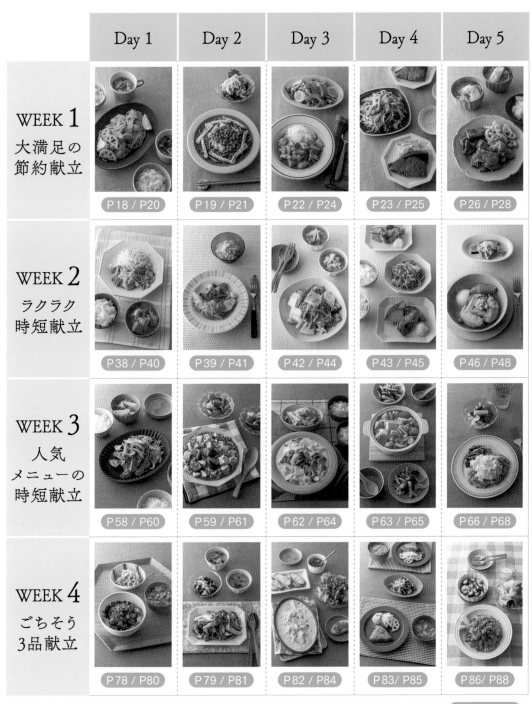

	Day 1	Day 2	Day 3	Day 4	Day 5
WEEK 1 大満足の 節約献立	P18 / P20	P19 / P21	P22 / P24	P23 / P25	P26 / P28
WEEK 2 ラクラク 時短献立	P38 / P40	P39 / P41	P42 / P44	P43 / P45	P46 / P48
WEEK 3 人気 メニューの 時短献立	P58 / P60	P59 / P61	P62 / P64	P63 / P65	P66 / P68
WEEK 4 ごちそう 3品献立	P78 / P80	P79 / P81	P82 / P84	P83/ P85	P86/ P88

写真／作り方

WEEK 1
大満足の節約献立

アレンジ＆余り食材 活用レシピ

WEEK 2
ラクラク時短献立

アレンジ＆余り食材 活用レシピ

ミールキットを作るときの注意

☑ 本書は、まとめて買った食材を、買った当日に下準備して、翌日以降の5日間の夕食として食べきることを想定しています。

☑ 5日とも食材をできるだけ鮮度のよい状態でおいしく食べられるよう、おおよそ前半で使うものは冷蔵保存、後半で使うものは味つけ保存や冷凍保存とし、日持ちのしやすい食材と、生野菜を当日調理で組み合わせることを基本としています。ご家庭の生活パターンなどに合わせて、冷蔵保存推奨のキットでも冷凍保存しておく、朝食や昼食にも振り分けて早めに食べきる、食材を当日買い足すなど適宜アレンジしてください。

☑ 買い物リストの分量は、できるだけ購入しやすい量を目安としています。

☑ 主食や調味料は買い物リストには含まれていません。 ☞ くわしくはP8へ

☑ 各週の最後の「アレンジ＆余り食材 活用レシピ」のアレンジレシピで使う材料は、基本的に買い物リストには含まれていません。

☑ 食材は消費期限、賞味期限を必ず確認して購入してください。

☑ 調理前には必ず手指を洗い、調理器具は消毒して清潔にしてください。

☑ 衛生面を考慮して、必ず野菜、肉・魚介類の順に調理してください。

☑ 手指に傷があるとき、体調不良のときなどは調理を控えてください。

☑ 買ってきたばかりの新鮮な食材を使ってください。

☑ 保存する際は清潔な冷凍・冷蔵用保存袋または保存容器を使ってください。

☑ カットした食材は、そのままのものより傷みやすくなります。それぞれ指示の通り冷凍室、冷蔵室、チルドルームへ入れて保存しましょう。特に、カットした野菜は野菜室では保存できません。

☑ 冷蔵庫の機種、開閉の頻度、使用年数によっても保存期間は異なります。

☑ 水気は食材が傷む原因になります。しっかり除いてから袋などに入れましょう。

☑ 袋に入れて保存する際は、食材ができるだけ空気に触れないよう、空気をしっかり抜いてください。また、食材を切ったあとにそれぞれラップで包んだり、食品用ポリ袋に入れてから保存袋に入れると、空気との接触をより防ぐことができ、当日の調理時にも便利です。 ☞ くわしくはP10へ

☑ 加熱した野菜を冷凍するときは、基本的にバラ冷凍にしてから袋に入れて冷凍してください。 ☞ くわしくはP10へ

本書の見方

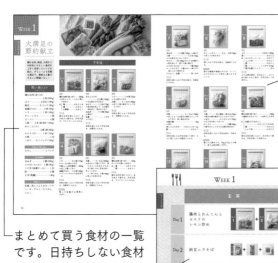

キットごとに下準備の材料、作り方を紹介しています。
食材は買ってきた日のうちに下準備をしておきましょう。
必ず野菜、肉・魚介類の順に調理してください。
下準備しなかった食材は、当日まで適切な場所でそのまま保存しておきます。

まとめて買う食材の一覧です。日持ちしない食材は買い足しましょう。

5日分の夕食を想定した献立（5食分の主菜・副菜）と使うキット、調理当日に加える主な食材を紹介しています。

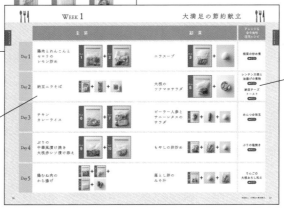

余った食材を使ったレシピや、あわせて作っておくと朝食やお弁当に便利なレシピを各週の最後に紹介しています。

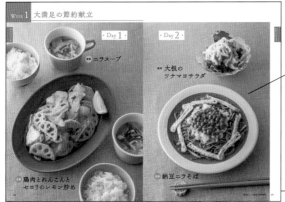

献立の完成写真です。
盛りつけの参考にしてください。

1人分のエネルギー量、塩分量を記載しています。

主菜の材料・作り方

副菜の材料・作り方

常備品について

　調味料、薬味、日持ちする食材、乾物、副食材などは買い物リストには基本的に掲載しておらず、常備品としています（下記参照）。在庫を確認しておいてください。

調味料類

- 塩　・砂糖　・こしょう　・粗びき黒こしょう　・みそ　・みりん
- 酢　・ポン酢しょうゆ　・しょうゆ　・酒　・削り節　・昆布
- 鶏がらスープの素　・めんつゆ　・チキンコンソメ　・レモン汁
- マヨネーズ　・トマトケチャップ　・オイスターソース　・わさび
- カレー粉　・小麦粉　・片栗粉　・バター　・油　・ごま油
- オリーブ油　・赤とうがらし　・七味とうがらし　・一味とうがらし
- ゆずこしょう　・ペッパーソース　・豆板醤（トウバンジャン）　・ローリエ
- ローズマリー（乾燥）　・白ワイン　・粉山椒（こなさんしょう）　・ドライパセリ
- はちみつ　・メープルシロップ　・バニラオイル

副食材など

● 主に下準備時に必要な常備食材
- にんにく　・生姜（しょうが）　・じゃがいも　・玉ねぎ
- 炒りクルミ　・ザーサイ（瓶詰）　・赤シソふりかけ
- 麹甘酒（こうじ）

● 主に当日使う食材
- 卵　・牛乳　・ピザ用チーズ　・ヨーグルト　・焼き海苔（のり）
- カットわかめ　・塩昆布　・白いりごま　・白すりごま
- ちりめんじゃこ　・梅干し　・レモン　・高野豆腐（カットタイプ）

 常備品の冷凍保存についてはP11へ

本書の表記について

☑料理は主に２人分を目安としています。

☑コンロ、電子レンジ、トースターの加熱時間は機種や使用年数によって異なります。加熱時間や設定温度はあくまでも目安として、様子を見ながら調整してください。

☑野菜を洗う、根菜の皮をむくなどの工程は記載していませんが、事前に行なってください。

☑塩は小さじ１杯５ｇのものを使用しています。

☑材料の（　）内のｇ表示は皮などを除いた正味量を表します。

下準備と保存のコツ

袋での保存方法

食材を片手で押さえながら空気を抜き、袋の口を
しっかり閉じる。

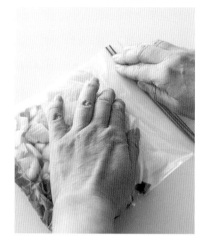

バラ冷凍

① 金属製のバットにラップを
　敷いて野菜を並べ、ラップ
　をかけて冷凍する。

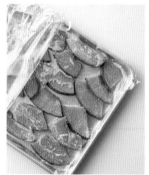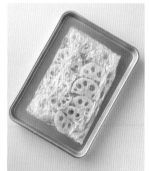

② 凍ったら袋に入れて冷凍保
　存する。

保存期間
冷凍庫　約**2**週間

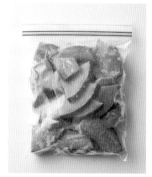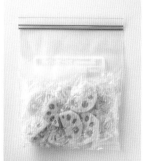

常備品の冷凍保存

冷凍保存しておくと便利な常備食材

❄ 冷凍レモン

くし切りにして袋に入れ、空気を抜いて冷凍する。

保存期間
冷凍庫　約2週間

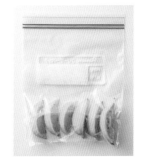

❄ 冷凍ちりめんじゃこ

袋に入れて空気を抜き、薄く平らにして冷凍する。

保存期間
冷凍庫　約2週間

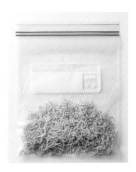

❄ 冷凍ピザ用チーズ

袋に入れて空気を抜き、薄く平らにして冷凍する。

保存期間
冷凍庫　約4週間

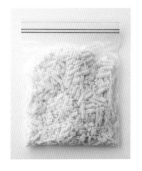

⚠ いずれも、使用する分を取り出す際は、箸またはスプーンなどを用いましょう。

⚠ 保存期間は目安です。冷凍庫の平均温度によっても異なります。特に開閉の多い場合は温度管理が難しくなり、水分が抜けて油脂などが酸化しやすいので注意してください。

栄養バランスのよい献立の考え方と調理のコツ

　無理なく健康的な食習慣を手に入れていただくために、本書を活用した栄養バランスのよい夕食作りとともに、ぜひ朝食や昼食にも以下の調理法を取り入れながら1日の食事バランスを見直してみてください。

1）栄養バランスを整える「四群点数法」

　日々の食生活の中で、5大栄養素（たんぱく質・脂質・炭水化物・ミネラル・ビタミン類）をバランスよく摂ることが重要です。しかしこれらの適正な比率や量を正確に把握することは難しく、通常は「肉だけでなく野菜も食べておこう」とか、「（体重が気になる人は）糖質を控えめにしよう」といった心がけにとどまっている場合が多いでしょう。

　四群点数法では、食材を四つのグループに分け、各食材の1食で食べる量の目安を示し、それぞれに「0.5点」「1点」「3点」といった具合に点数をつけています。1点は「80kcal」です。第1群から第3群までの食材を合計3点分ずつ、第4群の食材を計11点分、3食で合計20点分を食べると、おおむね大人が1日に必要な栄養素とエネルギーを理想的に摂れるしくみです。点数はひとつの目安として、身体活動レベルや年齢に応じて調整してください。主たるエネルギー源である第4群の点数を少し減らせばダイエットにもつながります。

　特に重要なのは、**第1〜3群の食材を3点分ずつ毎日確実に食べる**ことです。これで必要十分な量のたんぱく質やミネラル、ビタミン類を摂取できます。**わかりやすく「3、3、3」と覚えてください。**

　食べる量に関して、「朝は多め」「夜は少なめ」を心がけましょう。夜は細胞に脂肪を溜め込むたんぱく質が増えるため、食べすぎると脂肪が溜まりやすくなります。

第1群	第2群	第3群	第4群
乳・乳製品（2点）	魚介類（1点）	野菜（1点）	穀類（9点）
卵（1点）	肉（1点）	いも（1点）	油脂（1.5点）
	豆・豆製品（1点）	果物（1点）	砂糖（0.5点）
→計3点	→計3点	→計3点	→計11点

2）塩分を摂りすぎない

● 日々の食事で塩分摂取量はオーバーしがち

　食塩の主成分であるナトリウムは、人間の体に欠かせないミネラルです。料理の味つけをするうえでも、食材の保存性を高めるうえでも、不可欠なのは間違いありません。

　しかし塩分の摂りすぎは、高血圧、糖尿病などさまざまな生活習慣病の引き金になることがあります。そのため塩分の摂取量をコントロールすることが重要です。

　1日の塩分摂取の目標量は、男性で7.5g未満、女性で6.5g未満とされています。ところが国民健康・栄養調査（2018・平成30年）では、男性11.1g、女性9.5gで、3g程度オーバーしているという結果が出ています。日々の調理では「減塩」を心がけてください。

●「はかる」「見る」習慣をつける

　塩分量をコントロールするには、調理の際、食塩の量をきちんと「はかる」必要があります。少量を手軽にはかれる「ミニスプーン」を使えば、より正確に塩分量を把握できます。めんつゆやポン酢は、同じ分量でも塩分が少ないため減塩に役立ちます。味つけに上手に活用しましょう。

　加工食品を使う場合、「塩分量」を確認します。この「見るクセ」をつければ、同じ食品でも塩分量の少ないものを選べるようになります。

● 塩分を控えておいしく作るコツ

1. ピリ辛スパイスを活用する

　こしょう、とうがらし、カレー粉など、塩分を含まないスパイスの辛味を活用すれば、塩を減らしてもおいしく調理できます。

2. 香味野菜・柑橘類を取り入れる

　ねぎ、にんにく、生姜等の香味野菜の辛味や、レモン等の柑橘類（かんきつ）の酸味と香りを生かした味つけを工夫しましょう。

3. 酢の酸味で満足度を高める

　南蛮漬けや酢の物など、酢をきかせた酸味のある料理は満足度が高まりやすく、減塩にうってつけのメニューです。

 コツをおさえたら、さっそく献立作りをスタート！

WEEK 1

WEEK 1

大満足の節約献立

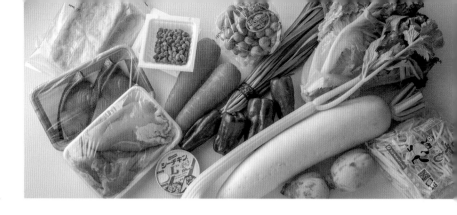

鶏むね肉、納豆、大根などの財布にやさしい食材を上手く活用したレシピを紹介。ボリュームも栄養も満点で、家族も大喜びすること間違いなし！

買い物リスト
（5食・2人分）

鶏むね肉（皮つき）
.... 2枚（600g）
ぶり .... 2切れ（180g）
納豆 .... 2パック（80g）
油揚げ（大） ...... 2枚（80g）
ニラ .... 1束（100g）
サニーレタス 1株
ピーマン 4個
人参 ...... 2本（約200〜230g）
れんこん（小）
.... 2節（約300g）
セロリ（大） ...... 1本（150g）
大根 1本
しめじ ..... 小1パック（100g）

Day 4 に買い足し

もやし 1パック

主な常備品

玉ねぎ .... 1個（200g）
じゃがいも（小） ... 1個（80g）
ツナ缶（油漬け・小） 1缶
卵 5個
そば（乾麺） 140g

在庫をチェック

生姜／赤シソふりかけ／レモン／ヨーグルト／ちりめんじゃこ

下準備

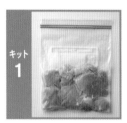
キット1

材料
鶏むね肉（皮つき）...... 250g
➡ 皮をとって、一口大に薄いそぎ切り
A｜塩 小さじ1/4
　｜酒 小さじ1
　｜片栗粉 小さじ1

作り方
鶏むね肉を袋に入れて、Aを加えて絡める。空気を抜き、チルドルームに入れる。

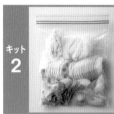
キット2

材料
れんこん（小）
.... 2/3節（100g）
➡ 3mm厚さの半月切り
セロリ .... 1/2本（70g）
➡ 茎は筋を取って、5mm幅の斜め切り、葉はざく切り
玉ねぎ .... 1/4個（50g）
➡ 薄切り
生姜 1かけ
➡ 千切り

作り方
材料を袋に入れて空気を抜き、冷蔵室に入れる。

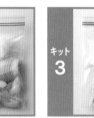
キット3

材料
ニラ .... 1/4束（25g）
➡ 4cm長さに切る
大根 .... 2〜3cm（100g）
➡ 皮ごと薄い輪切りにしてから千切り

作り方
材料を袋に入れて空気を抜き、冷蔵室に入れる。

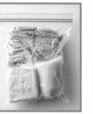
キット4

材料
ニラ .... 3/4束（75g）
➡ 4〜5cm長さに切る
大根（しっぽの部分）... 200g
➡ 皮ごと置いておく
油揚げ（大）... 1/2枚（20g）
➡ ペーパータオルで油を抑える

作り方
材料を袋に入れて空気を抜き、冷蔵室に入れる。

memo
残った油揚げは煮物に（P29）。

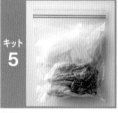
キット5

材料
大根 .... 4〜5cm（200g）
➡ 皮をむいて縦に干切り。塩小さじ1/4を加えてもみ、ポリ袋に入れて空気を抜く
サニーレタス
..... 中〜小4、5枚（40g）
➡ 洗って水気をきる

作り方
材料を袋に入れて空気を抜き、冷蔵室に入れる。

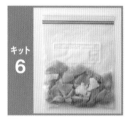
キット6

材料
鶏むね肉（皮つき）...... 150g
➡ 一口大の薄いそぎ切り
A｜塩 小さじ1/4
　｜酒 大さじ1

作り方
鶏むね肉を袋に入れて、Aを加えて絡める。空気を抜き、チルドルームに入れる。

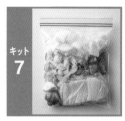

材料

玉ねぎ ……… 1/2個（100g）→薄切り
人参 ………………………… 1/2本（50g）
→3mm厚さのいちょう切り
セロリ …… 70〜80g（キット2の残り）
→筋を取って、葉ごと横に薄切り
じゃがいも（小）………………… 1個（80g）
→一口大に切り、少量の水と一緒にポリ
　袋に入れて密封する
にんにく、生姜 ………… 各1かけ

作り方

材料を袋に入れて空気を抜き、冷蔵室
に入れる。

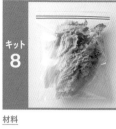

材料

サニーレタス ……… 大2、3枚（50g）
→洗って水気をきる

作り方

袋に入れて空気を抜き、冷蔵室に入れ
る。

memo

残りは朝食や昼食でサラダ、スープ、
みそ汁などにして早めに食べきりま
しょう。

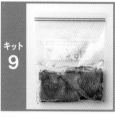

材料

ぶり ……………………… 2切れ（180g）
酒 ………………………………… 大さじ2
A｜オイスターソース ……… 小さじ1
　｜しょうゆ ………………… 小さじ1
　｜酒 ……………………………… 小さじ1
　｜塩 ………………… ごく少々（0.5g）
　｜粗びき黒こしょう ………… 少々

作り方

ぶりは酒を絡め、水気をふく。ぶりと
Aを袋に入れて漬け、空気を抜いて冷
凍する。

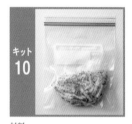

材料

大根 ………………… 2〜3cm（100g）
→皮ごと2〜3mm厚さの輪切りにしてか
　ら干切り。長い場合は切る
大根の葉 …………………………… 10g
→刻む
赤シソふりかけ …… 小さじ1/4（1g）
酢 ……………………………… 小さじ1

作り方

材料を袋に入れ空気を抜いて漬け、さ
らに袋に入れて冷蔵室に入れる。

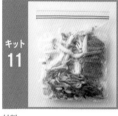

材料

人参 …… 太い部分・約3cm（50g）
→横3mm幅の輪切りにしてから干切り
しめじ ………… 小1/2パック（50g）
→石づきを取ってほぐす
ピーマン ………………… 2個（60g）
→縦半分にしてから5mm幅の斜め切り

作り方

材料を袋に入れて空気を抜き、冷凍す
る。

memo

残った人参のうち、30gはDay 3で使
う。余りは炒め煮に（P29）。

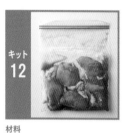

材料

鶏むね肉（皮つき）………………… 200g
→繊維をきるように、1cm厚さにそぎ切
　り
A｜生姜（すりおろし）
　｜……………… 小さじ2（1かけ分）
　｜酒 ……………………………… 小さじ2
　｜しょうゆ ……………………… 小さじ2

作り方

鶏むね肉を袋に入れて、Aを加えて絡
める。空気を抜いて冷凍する。

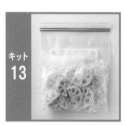

材料

れんこん ……………………………… 100g
→1cm厚さの半月切り

作り方

さっと塩ゆでにして冷まし、ラップで
包んでバラ冷凍（P10参照）する。その
あと袋に入れて空気を抜き、冷凍す
る。

memo

残りは炒め煮に（P29）。

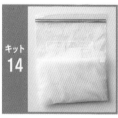

材料

大根 …………………………………… 100g
→皮ごとすりおろす

作り方

袋に入れて空気を抜き、薄く平らに
してバットにのせて冷凍する。

memo

残りは煮物（P29）や、すりおろして
キット14を多めの量で作って、おろ
し和えに（P33）。

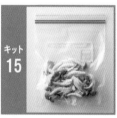

材料

しめじ ………… 小1/2パック（50g）
→石づきを取ってほぐす

作り方

袋に入れて空気を抜き、冷凍する。

memo

キット2、7の残りの玉ねぎはドレッ
シングに（P95）。

主　菜

Day 1	鶏肉とれんこんと セロリの レモン炒め	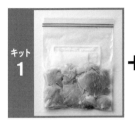
Day 2	納豆ニラそば	
Day 3	チキン カレーライス	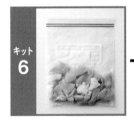 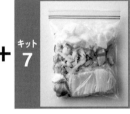
Day 4	ぶりの 中華風漬け焼き 大根赤シソ漬け添え	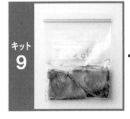 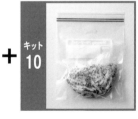
Day 5	鶏むね肉の から揚げ	 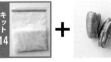

大満足の節約献立

副　菜		アレンジ& 余り食材 活用レシピ
ニラスープ	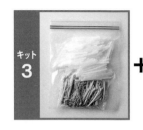 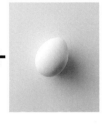	根菜の炒め煮 ➡P29
大根の ツナマヨサラダ	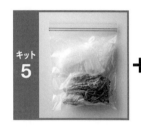 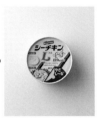	レンチン大根と 油揚げの煮物 ➡P29 納豆チーズ トースト ➡P32
ピーラー人参と サニーレタスの サラダ	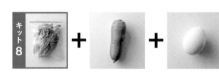	めんつゆ味玉 ➡P32
もやしの卵炒め	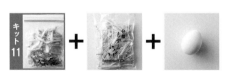	ぶりの塩焼き ➡P33
落とし卵の みそ汁	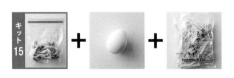	りんごの 大根おろし和え ➡P33

WEEK 1

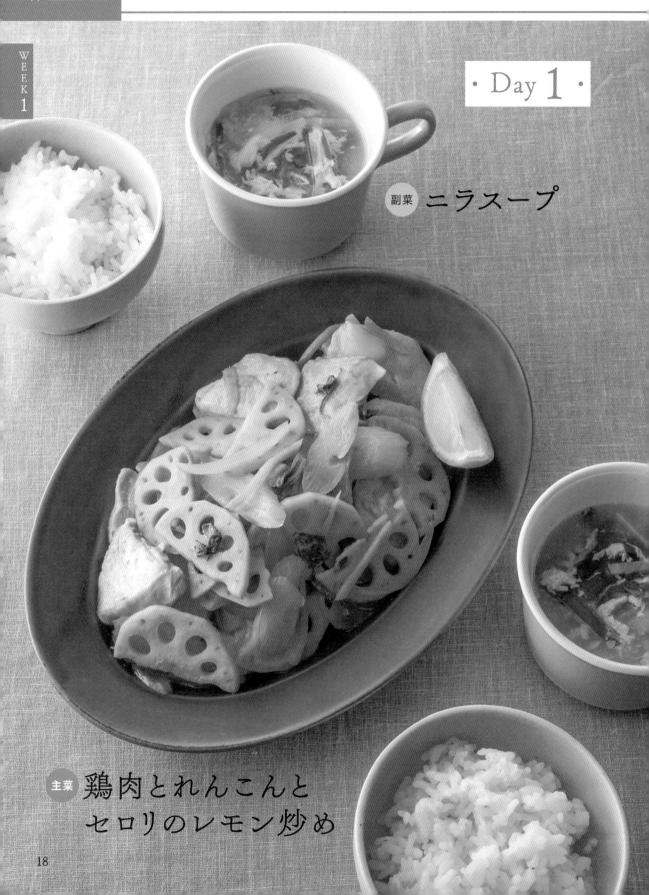

· Day 1 ·

副菜 ニラスープ

主菜 鶏肉とれんこんと
セロリのレモン炒め

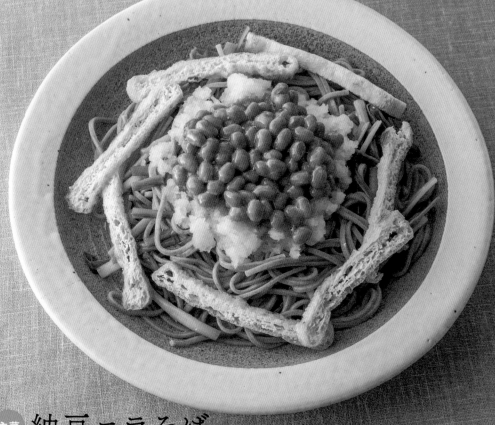

· Day 2 ·

副菜 大根の
ツナマヨサラダ

主菜 納豆ニラそば

· Day 1 ·

主菜 鶏肉とれんこんと セロリのレモン炒め

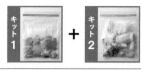

〈1人分〉 エネルギー：241kcal ／ 塩分1.4g

材料（2人分）

キット1（鶏むね肉）

キット2（れんこん、セロリ、玉ねぎ、生姜）

レモン（くし切り）‥‥‥‥‥‥‥‥‥‥‥‥‥ 1切れ

オリーブ油または米油‥‥‥‥‥‥‥‥‥‥‥ 大さじ1

A ｜ 酒‥‥‥‥‥‥‥‥‥‥‥‥‥‥‥‥‥ 大さじ1/2
　｜ しょうゆ‥‥‥‥‥‥‥‥‥‥‥‥‥ 大さじ1/2弱
　｜ 砂糖‥‥‥‥‥‥‥‥‥‥‥‥‥‥‥ 小さじ1/2
　｜ こしょう‥‥‥‥‥‥‥‥‥‥‥‥‥‥‥ 少々
　｜ 鶏がらスープの素‥‥‥‥‥‥‥‥ 少々（0.3g）

作り方

① フライパンに油を熱し、鶏肉、生姜、玉ねぎ、れんこんを入れて炒める。

② ほぐれたら、蓋をして2分ほど蒸し焼きにする。

③ セロリを茎、葉の順に加えてさっと炒め、Aを振って炒め合わせる。

④ 器に盛り、レモンを添える。

副菜 ニラスープ

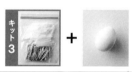

〈1人分〉 エネルギー：57kcal ／ 塩分1.0g

材料（2人分）

キット3（ニラ、大根）

卵‥‥‥‥‥‥‥‥‥‥‥‥‥‥‥‥‥‥‥‥‥ 1個

A ｜ 水‥‥‥‥‥‥‥‥‥‥‥‥‥‥ 1と1/2カップ
　｜ 鶏がらスープの素‥‥‥‥‥‥‥‥‥ 小さじ1/2

B ｜ 塩‥‥‥‥‥‥‥‥‥‥‥‥‥‥‥‥ 小さじ1/4
　｜ こしょう‥‥‥‥‥‥‥‥‥‥‥‥‥‥‥ 少々

C ｜ 片栗粉‥‥‥‥‥‥‥‥‥‥‥‥‥‥ 小さじ1/2
　｜ 水‥‥‥‥‥‥‥‥‥‥‥‥‥‥‥‥‥ 小さじ1

作り方

① 小鍋にAと大根を入れ、煮立ててあくを取り、蓋をして弱火で3分ほど煮る。

② Bを入れて調味し、ニラ、混ぜ合わせたCを加えて全体を混ぜる。とろみがついたら卵を溶き入れ、さっと煮る。

· Day 2 ·

主菜 納豆ニラそば

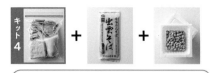

〈1人分〉　エネルギー：400kcal ／ 塩分 1.8g

材料（2人分）

キット4（ニラ、大根、油揚げ）

そば（乾麺） ……………………………………… 140g

納豆 …………………………………… 2パック（80g）

めんつゆ（3倍濃縮） ……………………………… 大さじ2

作り方

① たっぷりの熱湯でそばをゆで、ゆで終わりにニラを加えてさっとゆで、冷水にとって洗う。氷水で締めて水気を絞り、器に盛る。

② 大根は縦半分に切り、皮ごとおろす。

③ 油揚げはフライパンでカリッと焼き、千切りにする。

④ 納豆にめんつゆを加えて混ぜる。

⑤ ①に②を汁ごとかけ、③、④をのせて、よく混ぜていただく。

副菜 大根のツナマヨサラダ

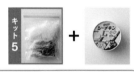

〈1人分〉　エネルギー：86kcal ／ 塩分 0.5g

材料（2人分）

キット5（大根、サニーレタス）

ツナ缶（油漬け・小） ……………………………… 1缶

A ｜ マヨネーズ ……………………………… 大さじ1/2
　｜ ヨーグルト ……………………………… 大さじ1/2
　｜ ゆずこしょう …………………………………… 少々

作り方

① 塩もみした大根は洗って水気を絞る。

② ツナ缶は油をしっかりきり、①とAを加えて和える。

③ サニーレタスをちぎって器に盛り、②をのせる。

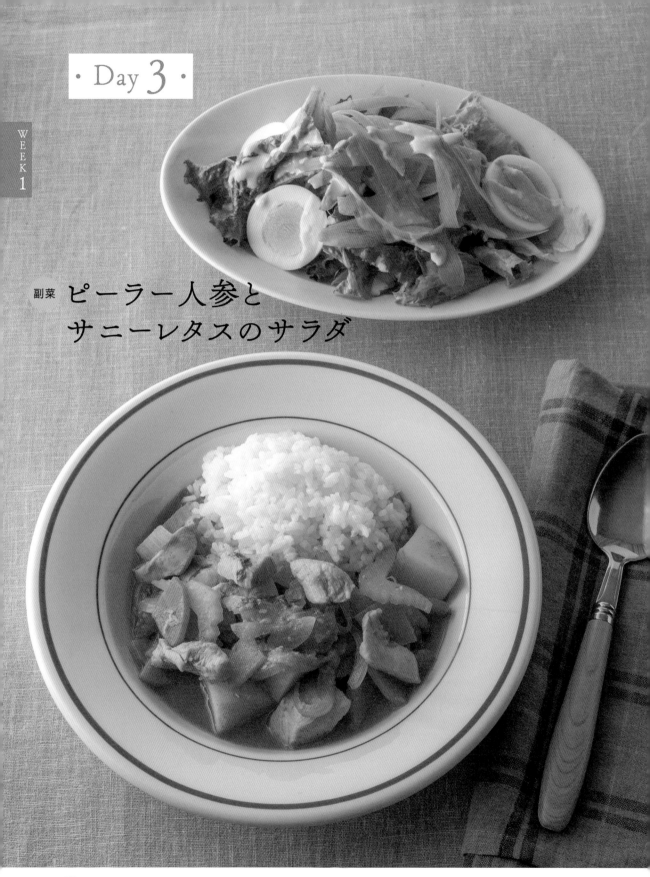

· Day 3 ·

副菜 ピーラー人参と
サニーレタスのサラダ

主菜 チキンカレーライス

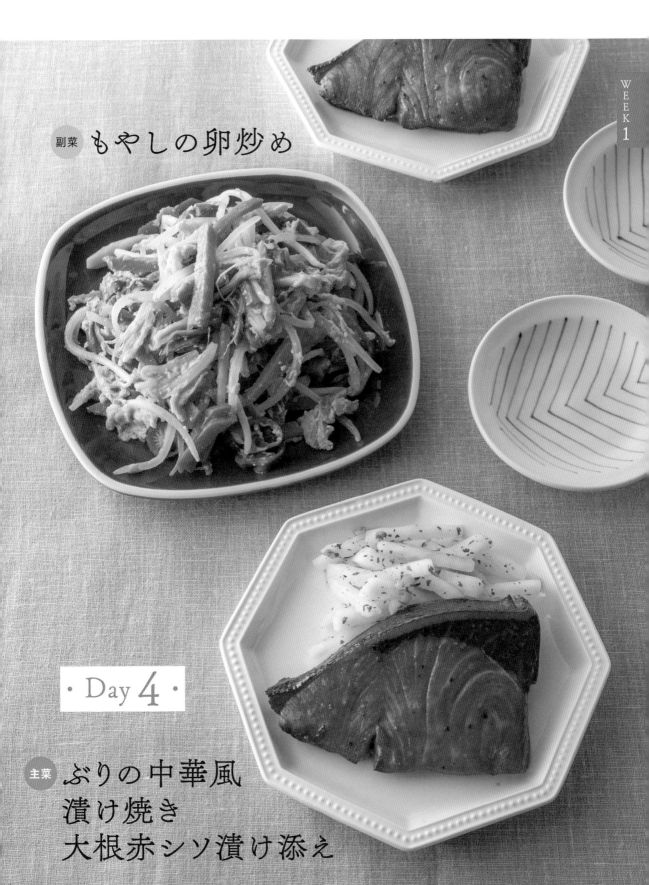

副菜 もやしの卵炒め

・Day 4・

主菜 ぶりの中華風
漬け焼き
大根赤シソ漬け添え

· Day 3 ·

主菜 チキン
カレーライス

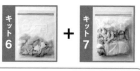

〈1人分〉　エネルギー：522kcal ／ 塩分2.1g

材料（2人分）

キット6（鶏むね肉）

キット7（玉ねぎ、人参、セロリ、じゃがいも、
　　にんにく、生姜）

油 ……………………………… 大さじ1

塩 ……………………………… 小さじ1/5

カレー粉 …………………………… 大さじ1

A｜水 ……………………………… 1カップ
　｜ケチャップ ……………………… 大さじ1
　｜チキンコンソメ ………………… 1/2個

ご飯（あたたかいもの） ……………… 300g

作り方

① にんにくと生姜はすりおろす。

② フライパンに油を熱し、玉ねぎ、人参、セロリを入れ、塩を振って炒める。しんなりしたら鶏
むね肉と①、じゃがいもを入れて炒める。

③ 鶏むね肉の色が変わったらカレー粉を振ってさっと炒め、**A**をチキンコンソメを崩して入れて
煮立てる。蓋をして時々混ぜながら、じゃがいもに火が通るまで7〜8分煮る。

④ 器にご飯を盛り、③をかける。

副菜 ピーラー人参と
サニーレタスのサラダ

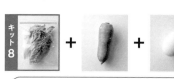

〈1人分〉　エネルギー：62kcal ／ 塩分0.6g

材料（2人分）

キット8（サニーレタス）

人参 ………………………… 1/3本（約30g）

ゆでたまご …………………………… 1個

A｜ヨーグルト …………………… 大さじ1と1/2
　｜ポン酢しょうゆ ………………… 小さじ2
　｜こしょう ………………………… 少々

作り方

① サニーレタスはちぎる。人参は分量をピーラーでそぐ。ゆでたまごはスライサーで薄切りにす
る。

② ①を器に盛り、混ぜ合わせた**A**をかける。

memo

卵は多めにゆでて、めんつゆ味玉（P32）にしても。残りの人参は炒め煮に（P29）。

· Day 4 ·

主菜 ぶりの中華風漬け焼き
大根赤シソ漬け添え

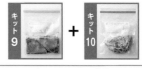

〈1人分〉　エネルギー：251kcal ／ 塩分1.1g

材料（2人分）
キット9（ぶり）
キット10（大根赤シソ漬け）

作り方
①　ぶりは汁気をきって、グリルの弱火で焼く。
②　①と大根赤シソ漬けの汁気を絞って器に盛る。

副菜 もやしの卵炒め

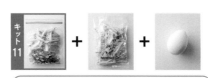

〈1人分〉　エネルギー：107kcal ／ 塩分0.7g

材料（2人分）
キット11（人参、しめじ、ピーマン）
オリーブ油 ………………………………… 大さじ1/2
もやし ……………………………… 1/2パック（100g）
　➡洗って水気をきる
酒 ……………………………………………… 小さじ2
A｜めんつゆ（3倍濃縮） ………………………… 小さじ2
　｜こしょう …………………………………………… 少々
溶き卵 ……………………………………………… 1個分

作り方
①　フライパンにオリーブ油を熱し、キット11を凍ったまま入れて酒を振り、蓋をして中火で蒸し焼きにする。時々上下を返す。
②　しんなりしたら蓋を取り、もやしを加えて強火で炒め、**A**を入れてさらに炒める。溶き卵を加えて全体をさっと炒める。

memo
もやしの残り1/2パックはDay5で使います。野菜室ではなく冷蔵室で保存しましょう。保存袋または保存容器に、かぶるくらいの水と一緒に入れて、毎日水をかえても。

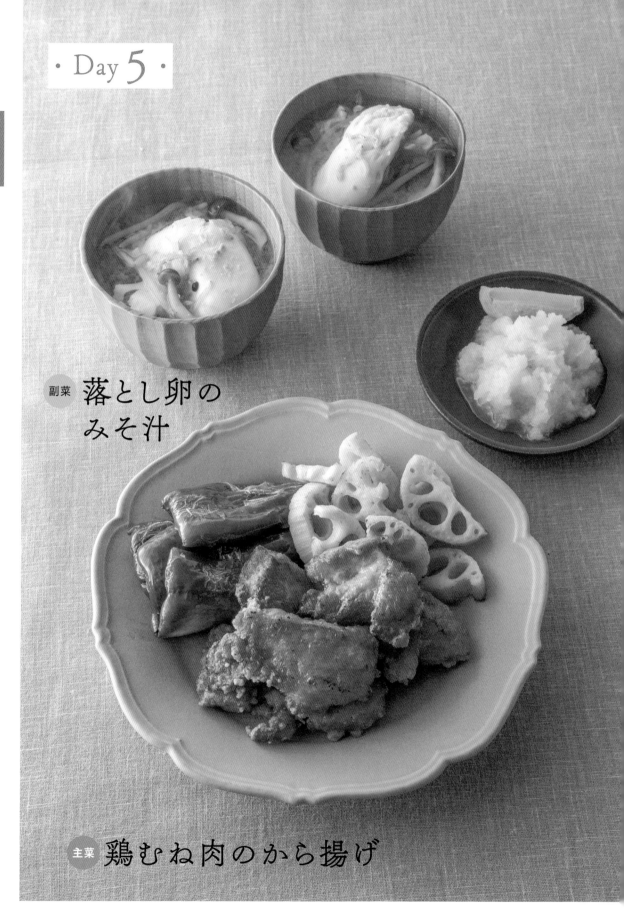

・Day 5・

副菜 落とし卵の
みそ汁

主菜 鶏むね肉のから揚げ

アレンジ＆余り食材 活用レシピ

根菜の炒め煮

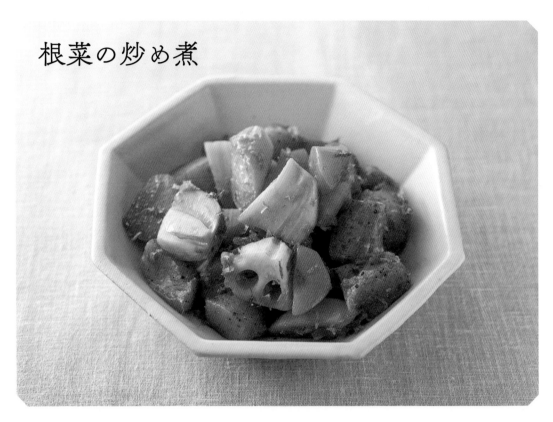

レンチン大根と油揚げの煮物

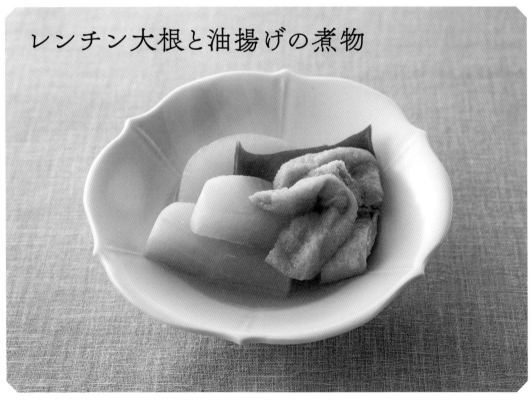

· Day 5 ·

主菜 鶏むね肉の
から揚げ

 + + +

〈1人分〉 エネルギー：359kcal ／ 塩分1.1g

材料（2人分）

キット12（鶏むね肉）
キット13（れんこん）
キット14（大根おろし）
揚げ油 ……………………………… 適量

ピーマン …………………………… 2個
　➡ 縦半分に切り、へたと種を取る
塩 ……………………………… ごく少々（0.5g）
片栗粉 …………………………… 大さじ2～3
レモン（くし切り）…………………… 1切れ

作り方

① 鶏むね肉と大根おろしは解凍する。
② フライパンに揚げ油を1cmほど入れて熱し、凍ったままのれんこんを入れる。
③ 油の温度が170度になったらピーマンを入れ、上下を返して揚げる。揚がったら塩を振る。
④ 鶏むね肉の袋に片栗粉を加えて全体にもみこむ。
⑤ 鶏むね肉をフライパンに入れて、上下を返しながらカリッとするまで揚げる。
⑥ 器に盛り、大根おろしとレモンを添える。

memo
②で凍ったままのれんこんを揚げるときは、油が跳ねやすいので注意。

副菜 落とし卵のみそ汁

 + +

〈1人分〉 エネルギー：117kcal ／ 塩分1.5g

材料（2人分）

キット15（しめじ）
水 …………………………… 1と1/2カップ
ちりめんじゃこ ………………………… 大さじ1
みそ ……………………………………… 大さじ1
卵 ………………………………………… 2個
もやし ………………………… 1/2パック（100g）
　➡ 洗って水気をきる
七味とうがらし ………………………… 少々（好みで）

作り方

① 小鍋に水とちりめんじゃこを入れて煮立て、凍ったままのしめじ、みそ少々を加える。卵を割り入れ、もやしをのせて再び煮立ったら蓋をして2分ほど煮る。
② 残りのみそを溶き入れて、再び煮立ってきたら火を止める。器に盛り、好みで七味とうがらしを振る。

アレンジ&余り食材 活用レシピ

・ 余った人参とれんこんで ・

〈1人分〉 エネルギー：66kcal ／ 塩分0.7g

根菜の炒め煮

材料（4人分）

人参 ·········· 2/3本（約100g）
　➡乱切り

れんこん（小）·········· 2/3節（100g）
　➡乱切り

こんにゃく ·········· 1/2丁（125g）
　➡スプーンで一口大にちぎり、ゆでこぼす

ごま油 ·········· 大さじ1/2

A 水 ·········· 1/4カップ
　しょうゆ ·········· 大さじ1
　酒 ·········· 大さじ1
　みりん ·········· 大さじ1
　砂糖 ·········· 小さじ1
削り節 ·········· 1パック（4g）

作り方

① フライパンにごま油を熱し、人参、れんこん、こんにゃくをよく炒める。

② Aを加え蓋をして、中火弱で時々混ぜながら水分が飛ぶまで5〜8分煮る。

③ 火を止め、削り節を絡めて器に盛る。

memo

鶏むね肉が余っていたら、一口大に切って酢小さじ1〜2を絡めて加えてもおいしくいただけます。根菜と鶏むね肉の総量は約300gになるように。

・ 余った大根と油揚げで ・

〈1人分〉 エネルギー：92kcal ／ 塩分0.7g

レンチン大根と油揚げの煮物

材料（4人分）

大根 ·········· 350〜400g
　➡厚めに皮をむき、1.5cm厚さの半月切り

油揚げ（大）·········· 1と1/2枚（60g）
　➡油を抜き、1.5cm幅に切る

昆布（4cm角）·········· 1枚
　➡4本に切る

A 水 ·········· 1と1/2カップ
　酒 ·········· 大さじ2
　しょうゆ ·········· 大さじ1
　砂糖 ·········· 大さじ1/2
削り節 ·········· 6g
　➡だしパックに入れる

作り方

① 大根は耐熱皿に並べてふんわりとラップをかけ、600wの電子レンジで7〜8分加熱する。

② 鍋に昆布とAを煮立て、油揚げと①を汁ごと入れて削り節を加え、落とし蓋をして弱火で15分ほど煮る。

memo

残った大根の皮は太めの千切りにしてポン酢しょうゆに漬けるとよい。

納豆チーズトースト

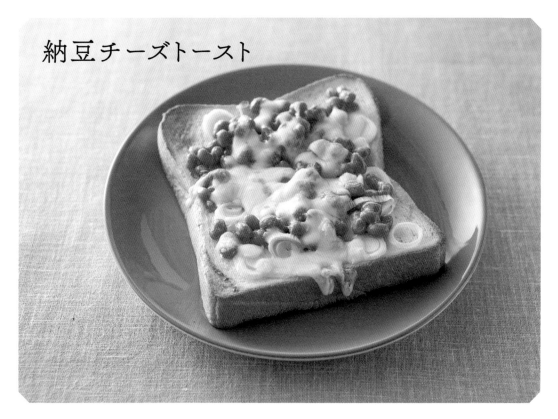

めんつゆ味玉

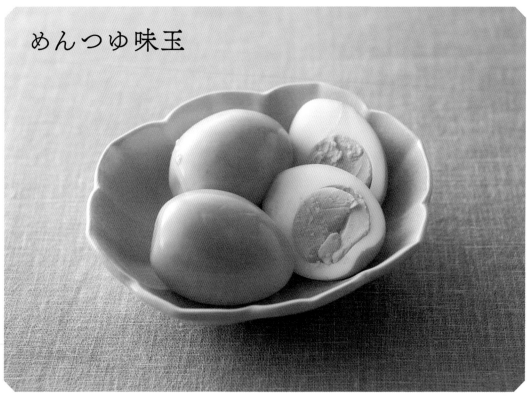

ぶりの塩焼き

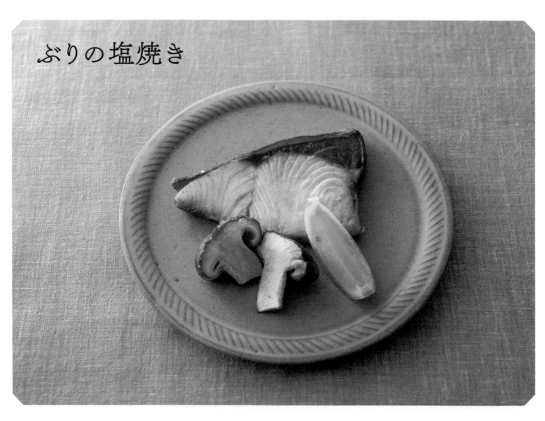

りんごの大根おろし和え

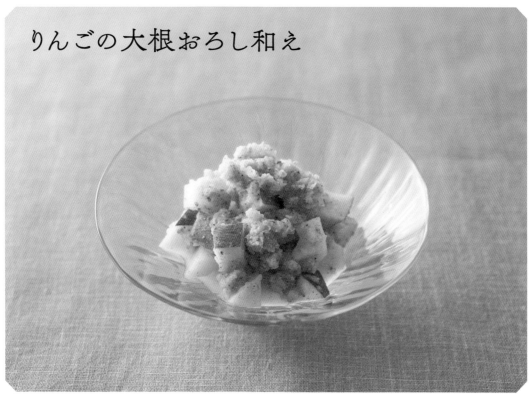

・納豆を朝食に・
納豆チーズトースト

〈1人分〉 エネルギー：327kcal ／ 塩分 1.3g

材料（2人分）

食パン（6枚切り） ··· 2枚

納豆 ··· 2パック（80g）

納豆のたれ ··· 1パック分

長ねぎ ·· 10cm（25g）

➡ 小口切り

マヨネーズ ·· 小さじ2

ピザ用チーズ ··· 30g

ペッパーソース ··· 少々

作り方

① 納豆に納豆のたれと長ねぎを混ぜる。

② 食パンにマヨネーズをぬり、①をのせてピザ用チーズをかけ、トースターでチーズが溶けるまで焼く。

③ ペッパーソースを振っていただく。

・余った卵で・
めんつゆ味玉

〈1個分〉 エネルギー：88kcal ／ 塩分 0.6g

材料（3個分）

ゆでたまご ··· 3個

めんつゆ（3倍濃縮） ······························· 大さじ1〜1と1/2

作り方

保存袋にゆでたまごとめんつゆを入れて空気を抜き、冷蔵庫に入れる。時々上下を返して、2時間ほど漬ける。

memo

約2日間保存可能ですが、生卵よりも日持ちがしないので注意。

・ ぶりをアレンジして ・

ぶりの塩焼き

〈1人分〉 エネルギー：238kcal ／ 塩分1.2g

材料（2人分）

ぶり	2切れ（180g）
酒	大さじ2
塩	小さじ2/5
しいたけ	大2個（40g）
➡石づきを取って縦半分に切る	
塩	ごく少々（0.2g）
レモン（くし切り）	2切れ

作り方

① ぶりに酒を絡めて水気をふき、全体に塩を振り、冷蔵庫に2時間〜半日程度入れておく。

② ①の水気をふいて、グリルなどでしいたけと一緒に焼く。

③ しいたけに塩を振り、レモンを添えて器に盛る。

・ 余った大根で ・

りんごの大根おろし和え

〈1人分〉 エネルギー：51kcal ／ 塩分0.2g

材料（2人分）

大根（皮つき）		100g
➡皮ごとおろして水気をきる		
りんご		1/4個
➡皮ごと1cm角に切る		
A	酢	大さじ1
	砂糖	小さじ1
	塩	ごく少々（0.5g）
	白すりごま	大さじ1

作り方

大根おろしとAを混ぜ、りんごを和える。

memo

下準備のときにキット14（大根おろし）を多めに作って冷凍保存しておいても便利。

ラクラク時短献立

帰宅したら、ほぼ加熱するだけ！　時間も元気もない日も、栄養バランスのとれた献立がすぐに完成。週末に漬けた酢キャベツはさまざまな料理で活躍する優れもの。

買い物リスト
（5食・2人分）

豚もも肉（切り落とし）
……………………… 250g
鶏手羽先 ……………… 4本
鯛 …………… 2切れ（180g）
さば（半身）…… 1切れ（180g）
豆腐（木綿）…………… 1丁
大豆（ドライパック）
………………… 1袋（100g）
ブロッコリー（大）…… 1個
　　　　（房280g・茎50g）
かぼちゃ（大）
……………… 1/4個（約380g）
トマト（中）…… 2個（300g）
人参（小）……… 2本（200g）
大根 …………………… 1/2本
キャベツ ……………… 1個
長ねぎ ………………… 2本
しめじ ………… 小1パック

主な常備品

玉ねぎ ………… 2個（400g）
コーン缶（小）…… 1缶（55g）

在庫をチェック

生姜／にんにく／ちりめんじゃこ

週末の下準備

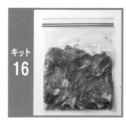

キット16

材料
豚もも肉（切り落とし）
……………………… 150g
A｜生姜（すりおろし）
　｜… 小さじ2（1かけ分）
　｜しょうゆ …… 小さじ2
　｜酒 ………… 小さじ2
　｜砂糖 ……… 小さじ1/3
　｜片栗粉 …… 小さじ1/2

作り方
豚もも肉を袋に入れ、Aを加えてよく絡めて空気を抜き、チルドルームに入れる。

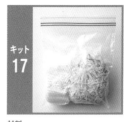

キット17

材料
玉ねぎ ……… 1/2個（100g）
➡薄切りにしてラップで包む
キャベツ …… 2枚分（100g）
➡干切り

作り方
材料を袋に入れて空気を抜き、冷蔵室に入れる。

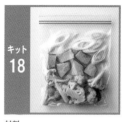

キット18

材料
ブロッコリー ………… 80g
➡房の部分を小さめに切り、水にさらして水気をきる
かぼちゃ ……………… 80g
➡一口大の角切り
長ねぎ ……… 1/3本（30g）
➡斜め5mm幅に切る

作り方
材料を袋に入れて空気を抜き、冷蔵室に入れる。

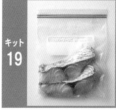

キット19

材料
鯛 …………… 2切れ（180g）
酒 ……………… 大さじ1
塩 …… 小さじ1/4強（1.5g）

作り方
鯛に酒を絡め、水気をふき、塩をまぶして袋に入れる。空気を抜き、チルドルームに入れる。

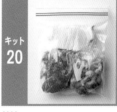

キット20

材料
玉ねぎ ……… 1/2個（100g）
➡薄切りにしてラップで包む
トマト ……… 1個（150g）
➡1cmの角切りにしてポリ袋に入れる
ブロッコリー ………… 50g
➡房の部分を小さめに切り、水にさらして水気をきる
にんにく …………… 1かけ
➡そのまま

作り方
材料を袋に入れて空気を抜き、冷蔵室に入れる。

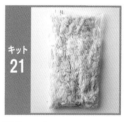

キット21

酢キャベツ

材料
（作りやすい分量）
キャベツ ……………… 750g
（キット17の残り）
➡4つ割りにしてから芯を除き、洗ってしっかり水気をきる。それぞれの厚みを半分にし、葉脈を切るように、横にやや太めの干切りにする
A｜酢 ……… 大さじ3
　｜塩 …… 小さじ1と1/2
　｜砂糖 … 小さじ1と1/2

作り方
袋にキャベツとAを入れ、よく振り混ぜて10分ほどおく。ややしんなりしたら空気を抜いて上下を返し、冷蔵室に入れる。
1日1回上下を返し、空気を抜いて保存する。

memo
キャベツの分量を変えるときは、塩は全量の1%、砂糖は塩と同容量、酢は6%が目安（例：キャベツ500gに対して塩と砂糖各小さじ1、酢大さじ2）。

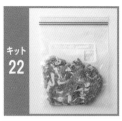

材料
豚もも肉（切り落とし）………… 100g
➡食べやすい大きさに切る
A｜酒 ……………………………… 大さじ1
　｜塩 …………………………… 小さじ1/5

作り方
豚もも肉を袋に入れて、Aを加えて絡める。空気を抜き、チルドルームに入れる。

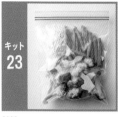

材料
人参 …………………………… 1/2本（50g）
➡太めの斜め千切り
ブロッコリー …………………………… 150g
➡房の部分を小さめに切り、水にさらして水気をきる
生姜 …………………………………… 1かけ
➡千切り

作り方
材料を袋に入れて空気を抜き、冷蔵室に入れる。

memo
ブロッコリーの茎はきんぴらに（P49）

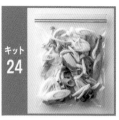

材料
長ねぎ ………………………… 1/2本（50g）
➡斜め5mm幅に切る
しめじ ………………… 小1/2パック（50g）
➡石づきを取ってほぐす

作り方
材料を袋に入れて空気を抜き、冷蔵室に入れる。

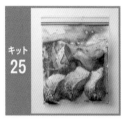

材料
さば（半身）………………… 1切れ（180g）
酒 ……………………………………… 大さじ1
A｜生姜汁 …………………………… 1かけ分
　｜しょうゆ ………………………… 大さじ1
　｜酒 ……………………………… 大さじ1
　｜カレー粉 ……………………… 小さじ1/4

作り方
さばは酒を絡めて水気をふき、6等分のそぎ切りにする。袋に入れてAを加えて絡め、空気を抜いて冷凍する。

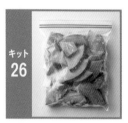

材料
かぼちゃ …………………………… 300g
➡5mm〜1cm厚さに切る

作り方
さっと塩ゆでにして、水気をきって冷ます。バラ冷凍（P10参照）にしたあと、袋に移して冷凍保存する。

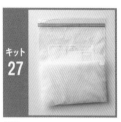

材料
大根 ……………………… 100〜300g
➡皮ごとおろす

作り方
汁ごと袋に入れ、薄く平らにして冷凍する。

memo
Day 4 で100g分使う。多めに作り、割って使うと便利。おろし和えにしても（P33）。残り150gほどはおろさず置いておき、甘酢炒めに（p52）。

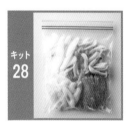

材料
しめじ ………………… 小1/2パック（50g）
➡石づきを取ってほぐす
人参 …………………………… 1/2本（50g）
➡太めの斜め千切り
長ねぎ ………………………………… 1本（100g）
➡斜め5mm幅に切る

作り方
材料を袋に入れて空気を抜き、冷凍する。

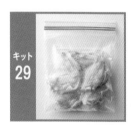

材料
鶏手羽先 ……………………………… 4本
塩 …………………………………… 小さじ1/5

作り方
鶏手羽先は裏側の骨に沿って切れ目を入れる。塩をまぶして袋に入れ、空気を抜いて冷凍する。

主　菜

Day 1	豚肉の生姜焼き	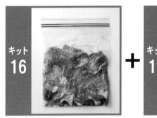
Day 2	鯛のトマト煮	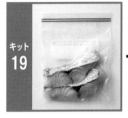
Day 3	豆腐と豚肉の ピリ辛炒め	
Day 4	さばの カレー竜田揚げ	
Day 5	手羽先の 洋風スープ煮	

ラクラク時短献立

副　菜		アレンジ＆ 余り食材 活用レシピ
ブロッコリーと かぼちゃの みそ汁	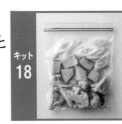　キット18	
酢キャベツの コールスロー	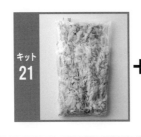　キット21　＋	酢キャベツと コーンの オリーブ油炒め ➡P49
キャベツの 酸味スープ	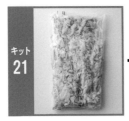　キット21　＋　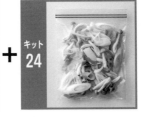　キット24	ブロッコリーの茎と じゃがいもの きんぴら ➡P49
豆腐と野菜の おかか炒め	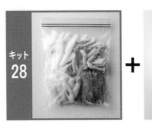　キット28　＋　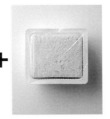	大根の甘酢炒め ➡P52
かぼちゃの ポン酢和え	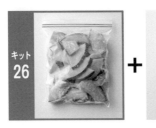　キット26　＋　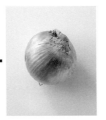	酢キャベツのトマトスープ ➡P52 手羽先の揚げ漬け ➡P53 かぼちゃのカレーチーズ焼き ➡P53

WEEK 2

主菜 豚肉の生姜焼き

・Day 1・

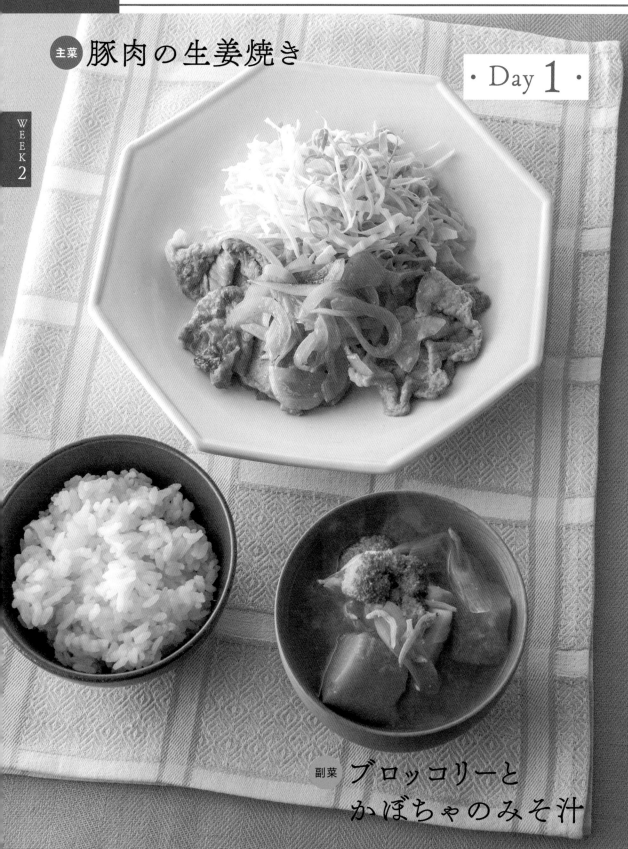

副菜 ブロッコリーと
かぼちゃのみそ汁

副菜 酢キャベツの
コールスロー

・Day 2・

主菜 鯛のトマト煮

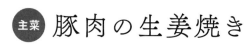

· Day 1 ·

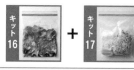

主菜 豚肉の生姜焼き

〈1人分〉　エネルギー：239kcal ／ 塩分0.9g

材料（2人分）
キット16（豚もも肉）
キット17（玉ねぎ、キャベツ）
油 ……………………………………………… 大さじ1

作り方
① フライパンに油を熱し、玉ねぎをさっと炒めて端に寄せる。豚もも肉を調味液とよく混ぜてから1枚ずつほぐしておき、中火強にして両面を焼いて玉ねぎと炒め合わせる。
② 器に①とキャベツを盛る。

 副菜 ブロッコリーと
　　　　かぼちゃのみそ汁

〈1人分〉　エネルギー：77kcal ／ 塩分1.3g

材料（2人分）
キット18（ブロッコリー、かぼちゃ、長ねぎ）
ちりめんじゃこ ……………………………… 大さじ1
水 ……………………………………… 1と3/4カップ
みそ …………………………………………… 大さじ1

作り方
① 小鍋に水とちりめんじゃこ、長ねぎを入れて熱し、煮立ったらあくを取る。かぼちゃを入れ、蓋をして5分煮る。
② ブロッコリーを加え、蓋をして1分半ほど煮る。みそを溶き入れて器に盛る。

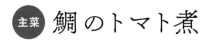

主菜 鯛のトマト煮

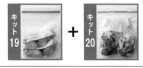

〈1人分〉 エネルギー：267kcal ／ 塩分1.1g

材料（2人分）

キット19（鯛）

キット20（玉ねぎ、トマト、ブロッコリー、にんにく）

オリーブ油 ……………………………………… 大さじ1

酒 ………………………………………………… 大さじ1

塩 ……………………………………… ごく少々（0.5g）

作り方

① ブロッコリーは塩ゆでにする。にんにくはすりおろす。

② フライパンにオリーブ油を熱し、玉ねぎを炒め、しんなりしたらにんにくを入れてさっと炒め、トマト、酒、水気をふいた鯛を加える。煮立ったら蓋をして、中火～中火弱で5分ほど煮る。

③ 塩を加え、鯛に煮汁をかけてさっと煮る。

④ 器に盛ってブロッコリーを添える。

副菜 酢キャベツの コールスロー

〈1人分〉 エネルギー：46kcal ／ 塩分0.6g

材料（2人分）

キット21（酢キャベツ）………………… 汁気をきって120g

コーン缶 ………………………………………………… 30g

A｜マヨネーズ ……………………………………… 小さじ1

｜粗びき黒こしょう ……………………………………… 少々

作り方

ボウルに酢キャベツとコーンを入れ、Aを加えて和える。

memo

コーン缶の余りは、翌朝などに酢キャベツの余りと一緒にオリーブ油で炒めると美味（P49参照）。

副菜 キャベツの
酸味スープ

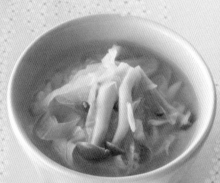

· Day 3 ·

主菜 豆腐と豚肉のピリ辛炒め

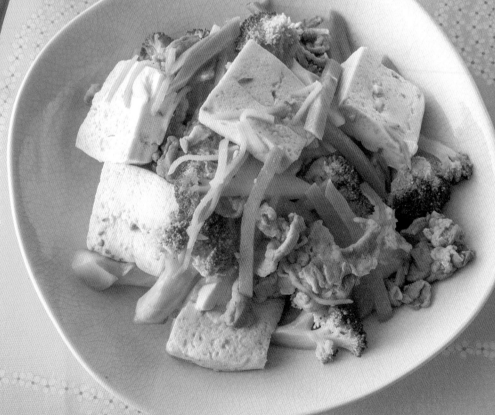

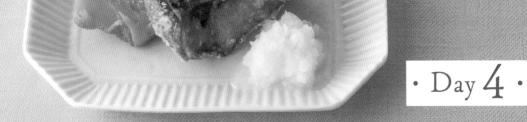

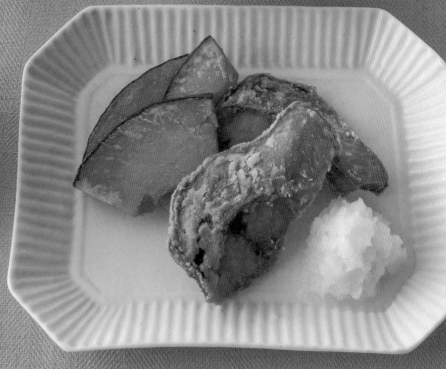

副菜 豆腐と野菜の
おかか炒め

主菜 さばのカレー竜田揚げ

· Day 3 ·

主菜 豆腐と豚肉の ピリ辛炒め

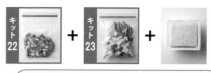

〈1人分〉 エネルギー：286kcal ／ 塩分1.2g

材料（2人分）

キット22（豚もも肉）

キット23（人参、ブロッコリー、生姜）

豆腐（木綿）···················· 2/3丁（200～230g）

➡ 縦半分にして1cm幅に切り、ペーパータオルに挟んで水気をきる

油 ······································ 大さじ1

豆板醤 ······························· 小さじ1/4

A｜酒 ···································· 大さじ1

｜オイスターソース ··············· 小さじ1

｜こしょう ······························ 少々

作り方

① フライパンに油大さじ1/2を熱し、豆腐を両面焼いて取り出す。

② 残りの油を熱し、豚もも肉と人参、ブロッコリー、生姜を入れ、蓋をして時々混ぜながら2分ほど炒める。

③ 豚もも肉に火が通ったら、①をフライパンに戻す。豆板醤を加えて全体に炒め合わせたら、**A**を加えて炒める。

memo

豆腐をペーパータオルに挟むのは少しの時間で十分。残りの1/3丁は、Day 4用に水につけておきましょう。

副菜 キャベツの酸味スープ

〈1人分〉 エネルギー：61kcal ／ 塩分1.0g

材料（2人分）

キット21（酢キャベツ）····· 汁気をきって100g

キット24（長ねぎ、しめじ）

油 ······································ 小さじ1

A｜水 ································ 1と1/2カップ

｜鶏がらスープの素 ············· 小さじ1/2

｜酒 ··································· 大さじ1

B｜酢 ································ 大さじ1/2～1

｜塩 ······························ ごく少々（0.5g）

｜こしょう ······························ 少々

作り方

① 小鍋に油を熱し、長ねぎとしめじを炒める。**A**と酢キャベツを加えて煮立て、あくを取る。

② 蓋をして弱火で3分煮て、**B**で味を調える。

memo

こしょうは多めに入れると味が引き立ちます。

· Day 4 ·

主菜 さばの
カレー竜田揚げ

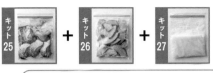

〈1人分〉 エネルギー：292kcal ／ 塩分1.2g

材料（3人分）

キット25（さば）

キット26（かぼちゃ） ………………… 100g

キット27（大根おろし） …………… 100g

揚げ油 ……………………………………… 適量

片栗粉 ……………………………………… 適量

作り方

① さばと、使う分の大根おろし100gは折って袋から取り出して解凍する。

② フライパンに揚げ油を1cmほど入れて熱し、160度くらいになったらかぼちゃを凍ったまま入れて揚げる。火が通ったら取り出し、油の温度が180度くらいになったら、さばの水気をふき、片栗粉をまぶして揚げる。

③ 器に盛り、大根おろしの汁気をきって添える。

memo

さばは解凍して2人分のみ作り、残りは取っておいてお弁当にも使えます。カレー粉なし（下準備時）、汁気をきって揚げずにグリルで焼くなど、アレンジしてみてください。

副菜 豆腐と野菜の
おかか炒め

 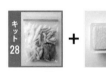

〈1人分〉 エネルギー：119kcal ／ 塩分0.6g

材料（2人分）

豆腐（木綿） …………… 1/3丁（100～120g）

　➡ ちぎってペーパータオルに挟んで水気をきる

キット28（しめじ、人参、長ねぎ）

オリーブ油 ……………………… 大さじ1/2

酒 ……………………………………… 大さじ1

めんつゆ（3倍濃縮） ……………… 小さじ2

削り節 ………………… 1/2パック（2g）

下準備

Day 3で豆腐を使うとき、残りはパックから出し、水につけて保存しておく。

作り方

① フライパンに油を熱し、しめじ、人参、長ねぎを凍ったまま入れ、蓋をして蒸し焼きにする。

② 野菜が解凍されてきたら、酒を振り、全体を炒めて、蓋をしてさらに火を通す。

③ 豆腐を加え、中火強にして、めんつゆを振って炒める。水気を飛ばしたら火を止め、削り節を混ぜて器に盛る。

memo

豆腐はWEEK 3・Day 4の白菜つくね鍋のように冷凍したものを使ってもおいしい（P44の豆腐と豚肉のピリ辛炒めも同様）。

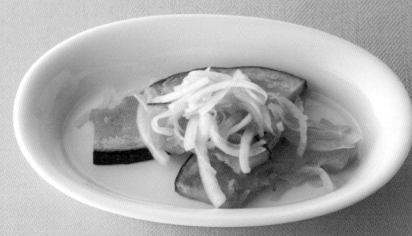

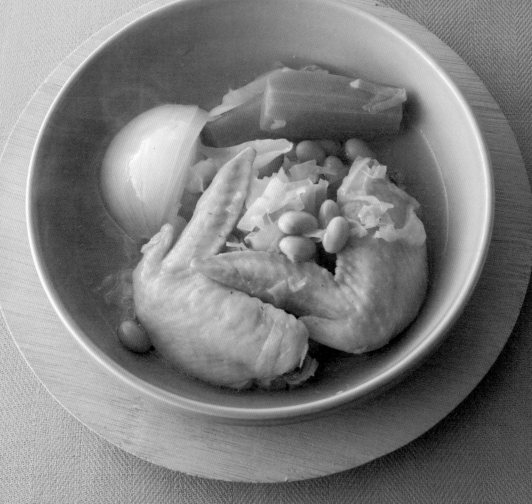

副菜 かぼちゃのポン酢和え

・Day 5・

主菜 手羽先の洋風スープ煮

アレンジ＆余り食材 活用レシピ

酢キャベツとコーンのオリーブ油炒め

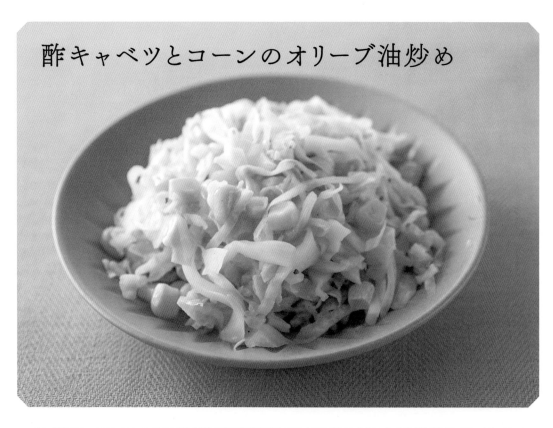

ブロッコリーの茎とじゃがいものきんぴら

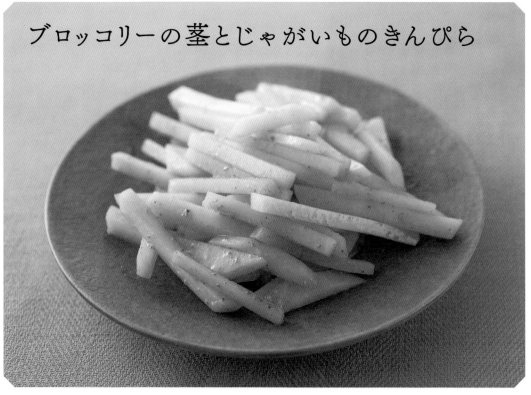

· Day 5 ·

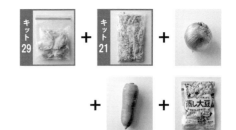

主菜 手羽先の洋風スープ煮

〈1人分〉 エネルギー：296kcal ／ 塩分2.0g

材料（2人分）

キット29（鶏手羽先）

キット21（酢キャベツ）…… 汁気をきって120g

玉ねぎ ……………………… 1/2個（100g）
　➡ 芯を残して半分に切る

人参（小・上の部分）……………… 3/4本（75g）
　➡ 4つ割にする

A	水 ……………………… 1カップ
	白ワイン（または酒）………… 大さじ2
	チキンコンソメ ……………… 1/2個
	ローリエ ……………………… 1枚

大豆（ドライパック）………………… 50g

塩 ………………………… ごく少々（0.5g）

こしょう ………………………… 少々

作り方

① 鍋にA、凍ったままの鶏手羽先を入れ（急ぐ場合は解凍しておく）、弱火にかけて煮立てる。玉ねぎ、人参、酢キャベツを加えて、時々あくを取りながら、蓋をして弱火で10分煮る。

② 大豆を入れ5分煮て、塩とこしょうで味を調える。

memo

鶏がらスープを使って中華風にも。人参と酢キャベツの残りはソテーや肉のさっと煮などに使いましょう。残りの大豆はトマトスープ（P52）などに。

副菜 かぼちゃのポン酢和え

〈1人分〉 エネルギー：86kcal ／ 塩分0.5g

材料（2人分）

キット26（かぼちゃ）………………… 100g

玉ねぎ ……………………… 1/4個（50g）
　➡ 繊維を切るように、横にごく薄切り

ポン酢しょうゆ ……………………… 小さじ2

オリーブ油 ……………………… 大さじ1/2

作り方

① ボウルに玉ねぎを入れ、ポン酢しょうゆを混ぜる。

② フライパンにオリーブ油を弱火で熱し、かぼちゃを凍ったまま入れ蓋をして、2〜3分したら上下を返し、火が通るまで焼く。

③ ①に②を熱いうちに加える。

memo

玉ねぎの余り1/4個は酢キャベツトマトスープ（P52）や野菜ドレッシング（P95）に。

アレンジ＆余り食材 活用レシピ

・ 余った酢キャベツとコーン缶を朝食に ・　　〈1人分〉 エネルギー：48kcal ／ 塩分0.5g

酢キャベツとコーンのオリーブ油炒め

材料（2人分）

酢キャベツ	汁気をきって120g
コーン缶	25g（残り）
オリーブ油	小さじ1
こしょうまたは粗びき黒こしょう	少々

作り方

① フライパンにオリーブ油を熱し、汁気をきった酢キャベツとコーンを炒める。

② 熱くなったらこしょうを振って混ぜ、器に盛る。

memo
目玉焼きと一緒にトーストに添えていただくのもおすすめ。

・ 余ったブロッコリーの茎で ・　　〈1人分〉 エネルギー：101kcal ／ 塩分0.4g

ブロッコリーの茎とじゃがいものきんぴら

材料（2人分）

ブロッコリーの茎	50g（硬い皮を除く）
➡太い千切り	
じゃがいも	大1個（150g）
➡太めの千切りにして、さっと洗って水気をきる	
ごま油	大さじ1/2
A めんつゆ（3倍濃縮）	大さじ1/2
酒	大さじ1/2
七味とうがらし	少々

作り方

① フライパンにごま油を熱し、じゃがいもとブロッコリーの茎を炒める。

② じゃがいもが透き通ったらAを振り入れ、手早く炒めて七味とうがらしを混ぜて器に盛る。

大根の甘酢炒め

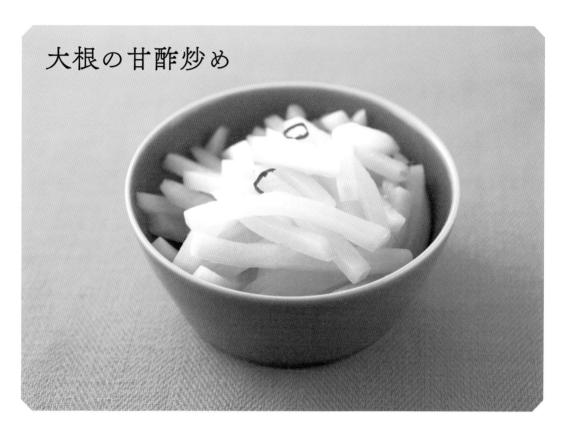

酢キャベツのトマトスープ

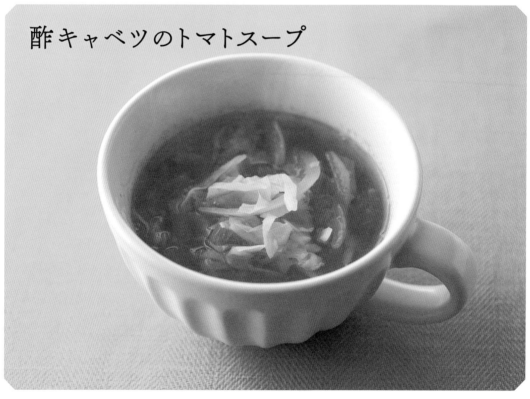

手羽先の揚げ漬け

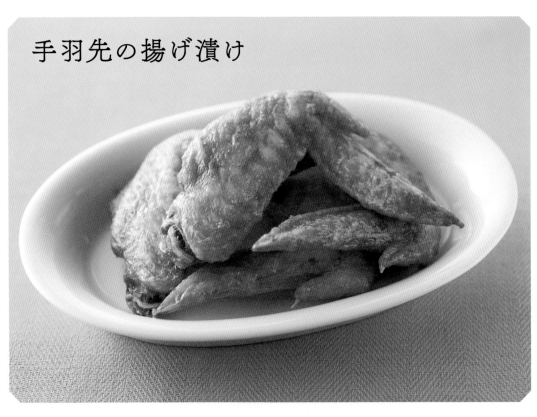

かぼちゃのカレーチーズ焼き

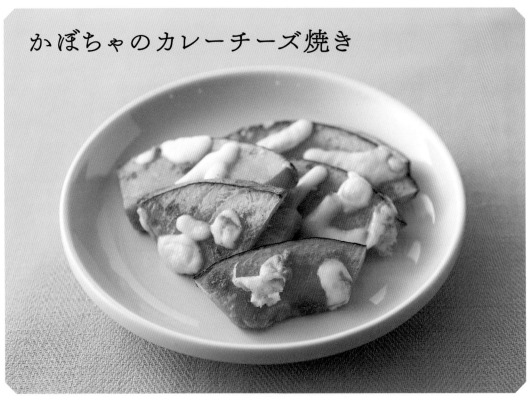

· 余った大根で ·

〈1人分〉　エネルギー：50kcal ／ 塩分0.4g

大根の甘酢炒め

材料（2人分）

大根（やや細めの部分）………… 2〜3cm（150g）
　➡ 皮ごと3〜5mm幅の輪切りにしてから、
　　太めの千切り
油 ……………………………………… 大さじ1/2

赤とうがらし（輪切り）……………………………… 少々
A｜酢 ……………………………………………… 大さじ1
　｜砂糖 ………………………………………… 大さじ1/2
　｜塩 ………………………………………… 小さじ1/4

作り方

① フライパンに油を熱し、大根を炒める。透き通ったら、赤とうがらしを加えてさっと炒め、火を止めてAを加えて混ぜる。

② 耐熱ボウルに取り出し、時々混ぜながら冷ます。

memo
4〜5日ほど日持ちするので、倍量で作り置きにしても。

· 余った酢キャベツと玉ねぎで ·

〈1人分〉　エネルギー：77kcal ／ 塩分1.1g

酢キャベツのトマトスープ

材料（2人分）

酢キャベツ ……………… 汁気をきって100g
トマト …………………………… 2/3個（100g）
　➡ 皮ごと1cmの角切り
玉ねぎ ………………………………… 1/4個（50g）
　➡ 薄切り
オリーブ油 ……………………………… 大さじ1/2

A｜水 ……………………………… 1と1/4カップ
　｜チキンコンソメ ………………………… 1/2個
　｜酒 ……………………………………… 大さじ1
しょうゆ、こしょう …………………………… 各少々
※Day 5（P48）の大豆（ドライパック）の余り
　50gを加えても。

作り方

① 鍋にオリーブ油を熱し、玉ねぎを炒める。しんなりしたら酢キャベツ、トマト、Aを加えて煮立て、あくを取る。

② 蓋をして弱火で3分ほど煮て、しょうゆとこしょうを振って器に盛る。

memo
残ったトマトは翌朝食べるか、ざく切りにして冷凍しておくとよいでしょう。

酢キャベツ活用アイデア
冷蔵保存で5日目くらいまでは、おかかと和える、ごまと和える、オリーブ油をかける、などにして生のままで食べられます。
それ以降は加熱しましょう。さっと炒める、肉と蒸し煮にする、などアレンジ自在です。

・手羽先をアレンジして・

〈1人分〉 エネルギー：145kcal ／ 塩分 0.5g

手羽先の揚げ漬け

材料（2人分）

鶏手羽先	4本
揚げ油	適量
A しょうゆ	大さじ1
酢	小さじ2
砂糖	小さじ1
こしょう	少々

作り方

① 鶏手羽先は水気をふき、裏返して、骨と骨の間に切れ目を入れる。

② 油を170度に熱し、①を入れて皮目がカリッとするまで6分ほど素揚げにし、油をよくきる。

③ 大きめのボウルでAを混ぜ、②を熱いうちに入れてよく絡め、汁気をきって器に盛る。

・余った冷凍かぼちゃで・

〈1人分〉 エネルギー：75kcal ／ 塩分 0.2g

かぼちゃのカレーチーズ焼き

材料（2人分）

冷凍かぼちゃ（5mm厚さ）	100g
カレー粉	少々
ピザ用チーズ	15g

作り方

① トースターの天板にホイルを敷き、かぼちゃを凍ったまま並べる。

② カレー粉とピザ用チーズを振って、トースターで5分ほど焼く。

memo

かぼちゃを厚めに切った場合は長めに焼き、焦げそうならホイルで覆う。

週末の下準備

人気メニューの時短献立

定番の人気料理も、工夫次第で減塩しながらおいしく早く作れます。大人にも子どもにも好評の、和洋中のメニューを厳選。

・舞茸となすを揚げてから、最後に小あじを揚げましょう。
・豆腐は、賞味期限に応じて買い足してください。

買い物リスト
（5食・2人分）

豚ひき肉（赤身）………… 400g
ロースハム ………… 2枚（30g）
小あじ ……… 6尾（正味150g）
　　または中2尾（3枚おろし）
生鮭（大）……… 1切れ（100g）
豆腐（木綿）………………… 1丁
パプリカ（黄）…………… 1個
プチトマト ………… 1パック
チンゲン菜………… 1パック
ほうれん草（大）
　　………………… 1束（300g）
人参 ………… 1本（125g）
長ねぎ …………………… 2本
なす …………………… 3本
きゅうり …………………… 2本
白菜 ……… 大1/4株（750g）
舞茸 ………… 1パック（100g）

主な常備品

玉ねぎ ……………………… 1個
じゃがいも ……………… 3個
卵 ………………………… 2個

在庫をチェック

生姜／にんにく／ザーサイ（瓶詰）／ちりめんじゃこ／カットわかめ

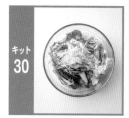

キット30

材料

小あじ ………… 6尾（150g）
長ねぎ ………… 3/4本（75g）
➡斜めにごく薄切り
舞茸 ………… 1/2パック（50g）
➡ほぐす
パプリカ（黄）
　　………… 1/2個弱（50g）
➡縦半分に切って斜め薄切り
A　めんつゆ（3倍濃縮）
　　………………… 大さじ2
　　酢 …………… 大さじ2
　　水 …………… 大さじ2
　　赤とうがらし（小口切り）
　　………………………… 少々
揚げ油 …………………… 適量
小麦粉 …………………… 適量

作り方（キット30）

① 小あじはぜいごと鱗を取り、えらを挟んで腹のほうに引き、ワタを取る。血合いを洗って水気をふく。
② 耐熱の保存容器にAを入れて電子レンジで30秒加熱し、長ねぎを漬ける。
③ フライパンに揚げ油を1〜2cm入れて170度に熱し、舞茸をさっと揚げ、油をきる。①に小麦粉をまぶして油に入れ、カリッとするまで4〜5分揚げ、油をきる。
④ ③は熱いうちに②に漬けて、パプリカを混ぜる。冷めたらラップで落とし蓋をして、上からさらにラップをして冷蔵室に入れる。

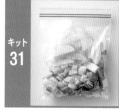

キット31

材料

じゃがいも（小）
　　………………… 1個（80g）
➡1〜1cm強の棒状に切り、さっと洗い、水につけて水気をきり、少量の水と一緒にポリ袋に入れて密封する
チンゲン菜 … 大1株（150g）
➡4つ割りにして洗い、水気をきって横1cm幅に切る
長ねぎ ………… 1/4本（25g）
➡斜め5mm幅に切る

作り方

袋にチンゲン菜の葉と軸をできるだけ分けて入れ、長ねぎ、袋に入れたじゃがいもを入れて空気を抜き、冷蔵室に入れる。

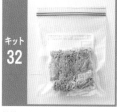

キット32

材料

豚ひき肉 ………………… 100g

作り方

ラップで包み、薄く平らにして袋に入れ、空気を抜いて冷凍する。

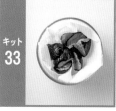

キット33

材料

なす …………………… 1本
➡乱切り

作り方

薄い塩水につけ、水気をふいて、キット30の小あじを揚げる前に揚げる。ペーパータオルを敷いた耐熱の保存容器に入れ、冷めたら密閉して冷蔵室に入れる。

memo
残り2本も揚げておき、アレンジに（P72）。冷凍保存も可能。

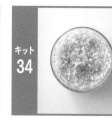

キット34

材料

生姜 …………………… 1かけ
にんにく ……………… 1かけ
長ねぎ …………………… 20g
➡すべてみじん切り
油 …………………… 大さじ2

作り方

材料を全て保存容器に入れて混ぜる。冷蔵室で1週間ほど保存可能。

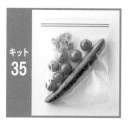

キット35

材料（キット35）

きゅうり ………………… 1本
プチトマト ……… 2/3パック
　　（大7個・100g）
➡へたを取る
ザーサイ（瓶詰）………… 15g
➡みじん切りにしてラップで包む

作り方（キット35）

きゅうり、プチトマトは洗って水気をふく。全てを袋に入れて空気を抜き、冷蔵室に入れる。

memo
残りのプチトマトはDay 5で使う。

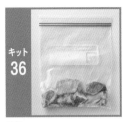

材料
生鮭（大） ················· 1切れ（100g）
酒 ························· 大さじ1
塩 ························· 小さじ1/5
こしょう ····················· 少々

作り方
生鮭は酒を絡め、水気をふき、骨を取って一口大に切る。塩、こしょうを絡めて袋に入れ、空気を抜いてチルドルームに入れる。

memo
生鮭の消費期限が短ければ、冷凍しても。その場合は、当日の朝に冷蔵庫に移して解凍するか、電子レンジ（弱）で解凍してから使う。

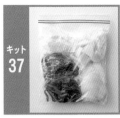

材料
玉ねぎ ··················· 1/2個（100g）
➡薄切りにしてラップで包む
ほうれん草 ··············· 1/2束（150g）
➡4cm幅に切り塩ゆでにして、冷水にとり、水気を絞ってラップで平たく包む
じゃがいも ··················· 1個（100g）
➡3mm厚さのいちょう切り。さっと洗い、水につけて水気をきり、少量の水と一緒にポリ袋に入れて密封する
パプリカ（黄） ··········· 1/6個弱（20g）
➡斜め薄切りにしてラップで包む

作り方
材料を袋に入れて空気を抜き、冷蔵室に入れる。

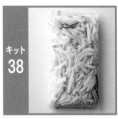

白菜漬け（作りやすい分量）
白菜 ················· 大1/4株（750g）
➡5cm長さに切る。芯は1cm弱に縦に切る。葉は1cm強の幅に切る。
昆布（3×5cm） ··················· 1枚
酒 ························· 小さじ1
酢 ··················· 大さじ1と1/2
塩、砂糖 ··············· 各大さじ1/2
一味とうがらし ··················· 少々

作り方
① 昆布は酒を振って戻し、細い千切りにする。
② 材料を袋に入れて混ぜ、10分ほどなじませる。空気を抜いて冷蔵室に入れ、半日以上漬ける。1日1回上下を返して空気を抜く。

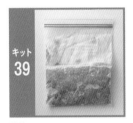

材料
豚ひき肉（赤身） ··················· 200g
生姜（すりおろし）
 ············· 小さじ2（1かけ分）
酒 ························· 大さじ1
みそ、みりん、片栗粉 ··· 各大さじ1/2

作り方
材料を袋に入れて豚ひき肉に下味をつけ、薄く平らにして冷凍する。格子状に筋をつけて冷凍すると、凍ったまま調理可能に。

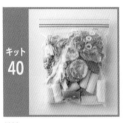

材料
長ねぎ ······· 1本分（100g）➡ぶつ切り
舞茸 ········· 1/2パック（50g）➡ほぐす
人参 ······· 1/2本強（75g）➡薄い輪切り
長ねぎ（青い部分） ··················· 10g
➡小口切りにしてラップで包む

作り方
材料を袋に入れて、空気を抜き、冷凍する。

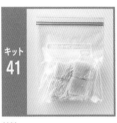

材料
豆腐 ··················· 1/3丁（100〜120g）
➡4つ割にする

作り方
ラップで挟んでバットにのせ冷凍する。そのあと袋に入れて冷凍保存する。残りの2/3丁は水につけておき、Day2で使う。

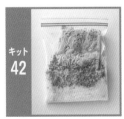

材料
豚ひき肉 ··················· 100g
玉ねぎ ··················· 1/2個（100g）
➡みじん切り
人参 ············· 1/2本弱（約50g）
➡みじん切り

作り方
豚ひき肉は薄く平らにしてラップで包む。材料を袋に入れて冷凍する。

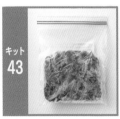

材料
ほうれん草 ··············· 1/2束（150g）
➡食べやすい大きさに切ってから、塩ゆでにして冷水にとり水気を絞る。

作り方
薄く平たくしてラップに包み、バットにのせて冷凍する。そのあと袋に入れて冷凍保存する。

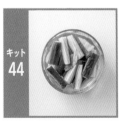

ピクルス（約4人分）
きゅうり ··························· 1本
➡4〜5cm長さに切って4つ割
パプリカ（黄） ··················· 約50g
 （キット30、37の残り）
➡縦半分にして横1cm幅に切る
A｜ 水、酢 ··············· 各75ml
 ｜ 砂糖 ··············· 大さじ1と1/2
 ｜ 塩 ··················· 小さじ1/3
 ｜ ローリエ（小） ··················· 1枚

作り方
耐熱容器にきゅうりとパプリカを入れ、煮立てたAを注ぎ、冷ましてから冷蔵庫に入れる。

WEEK 3

主　菜

Day 1　小あじの南蛮漬け

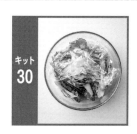

Day 2　なすの
マーボー豆腐

 ＋ ＋

 ＋

Day 3　鮭のクリーム煮

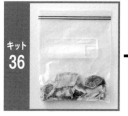

Day 4　白菜つくね鍋

 ＋ ＋

 ＋

Day 5　ふわとろオムライス
ほうれん草ソテー
添え

 ＋ ＋

人気メニューの時短献立

副　菜		アレンジ＆ 余り食材 活用レシピ
じゃがいもと チンゲン菜の みそ汁	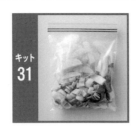	小あじのマリネ ➡P69
たたき きゅうりと プチトマトの 中華サラダ	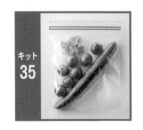	チンゲン菜の塩昆布和え ➡P69 揚げなすのみそ汁 ➡P72 なすの揚げ浸し ➡P72
白菜漬けと ハムの さっぱりサラダ	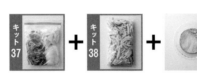	鮭の生姜照り焼き ➡P72
千切り じゃがいもと わかめの ごま油炒め	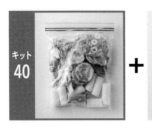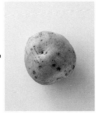	白菜古漬け炒め ➡P73
彩り野菜の ピクルス	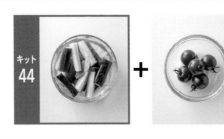	野菜ミートソースと ほうれん草の パスタ ➡P73

副菜 じゃがいもとチンゲン菜のみそ汁

・Day 1・

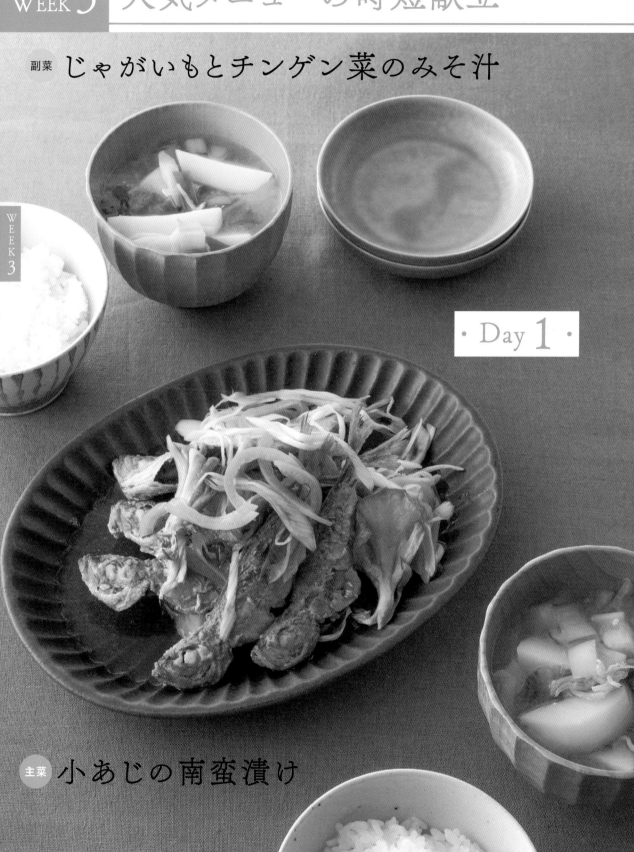

主菜 小あじの南蛮漬け

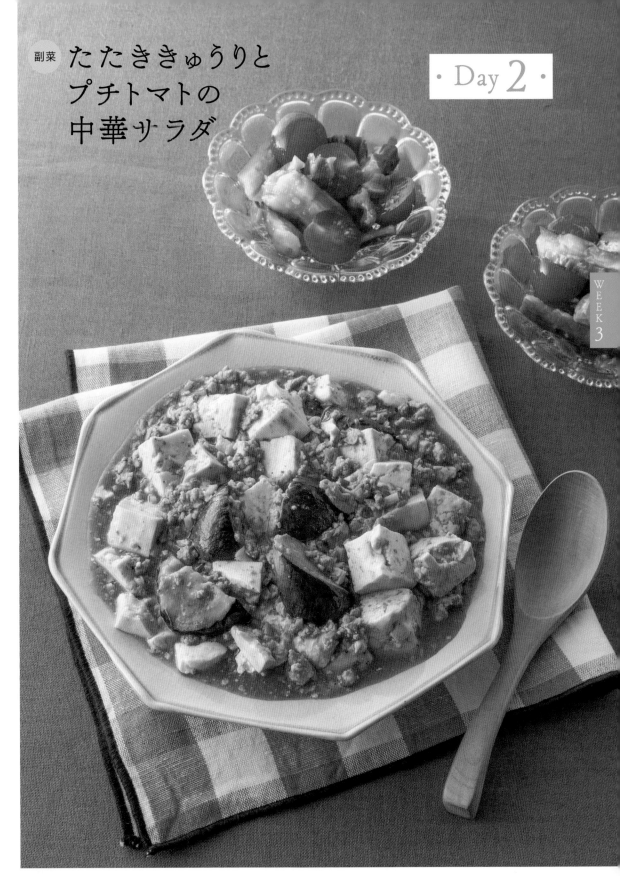

副菜 たたききゅうりと
プチトマトの
中華サラダ

・Day 2・

主菜 なすのマーボー豆腐

WEEK 3

· Day 1 ·

主菜 小あじの南蛮漬け

〈1人分〉　エネルギー：256kcal ／ 塩分 1.2g

材料（2人分）

キット30（小あじの南蛮漬け）

作り方

器に盛る。

memo

前日から漬けておくことで、味がしみておいしくいただけます。もっと小さなマメあじを使っても。

副菜 じゃがいもと
チンゲン菜のみそ汁

〈1人分〉　エネルギー：65kcal ／ 塩分 1.4g

材料（2人分）

キット31（じゃがいも、チンゲン菜、長ねぎ）

水	1と3/4カップ
ちりめんじゃこ	大さじ1
カットわかめ	小さじ1

　➡ たっぷりの水で戻して水気を絞る

みそ	大さじ1

作り方

① 小鍋に水とちりめんじゃこ、じゃがいも、長ねぎを入れて熱し、煮立ったらあくを取る。蓋をして、弱火で5分ほど煮る。

② チンゲン菜の茎、葉を順に入れて煮立て、蓋をして1〜2分煮る。

③ 柔らかくなったらカットわかめを加え、みそを溶き入れて器に盛る。

· Day 2 ·

主菜 なすの
マーボー豆腐

 + + +

〈1人分〉 エネルギー：378kcal ／ 塩分 1.8g

材料（2人分）

キット32（豚ひき肉）····················· 100g

キット33（揚げなす）·············· 1本分（80g）

キット34（薬味油）

·············· 作った量の半分（約大さじ2杯）

豆腐（木綿）······························ 2/3丁

（キット41の残り200〜240g）

豆板醤 ····························· 小さじ1/2

A	水 ······························ 1/2カップ
	しょうゆ ······························ 大さじ1
	酒 ······························ 大さじ1
	鶏がらスープの素 ··············· 少々（0.5g）
	粗びき黒こしょう ······················ 少々
	粉山椒 ······························ 少々
B	片栗粉 ······················ 大さじ1/2
	水 ······························ 大さじ1

WEEK 3

作り方

① 豆腐は2cm角に切り、フライパンに熱湯を沸かして1〜2分ゆで、水気をきる。

② フライパンに薬味油と凍ったままの豚ひき肉を入れて熱し、蓋をして弱火で火を通す。

③ 豚ひき肉がほぐれたら中火にして、豆板醤を加えて炒める。A、揚げなす、①を入れて煮立て、蓋をして2分ほど煮る。

④ 混ぜ合わせたBを加えてよく混ぜ、とろみがつくまで煮る。

memo

仕上げに、好みでさらに粉山椒を振ってもよいでしょう。薬味油の残りは中華風の炒め物やスープ、しょうゆと酢と砂糖を加えてドレッシングにしても。

副菜 たたききゅうりと
プチトマトの中華サラダ

〈1人分〉 エネルギー：45kcal ／ 塩分 0.5g

材料（2人分）

キット35（きゅうり、プチトマト、ザーサイ）

➡ きゅうりは袋の上からすりこぎなどでたたいて食べやすい大きさに割る。プチトマトはへたを取って半分に切る

A	ごま油 ······························ 小さじ1
	酢 ······························ 小さじ1

作り方

ボウルにきゅうり、プチトマト、ザーサイを入れ、Aを振って和える。

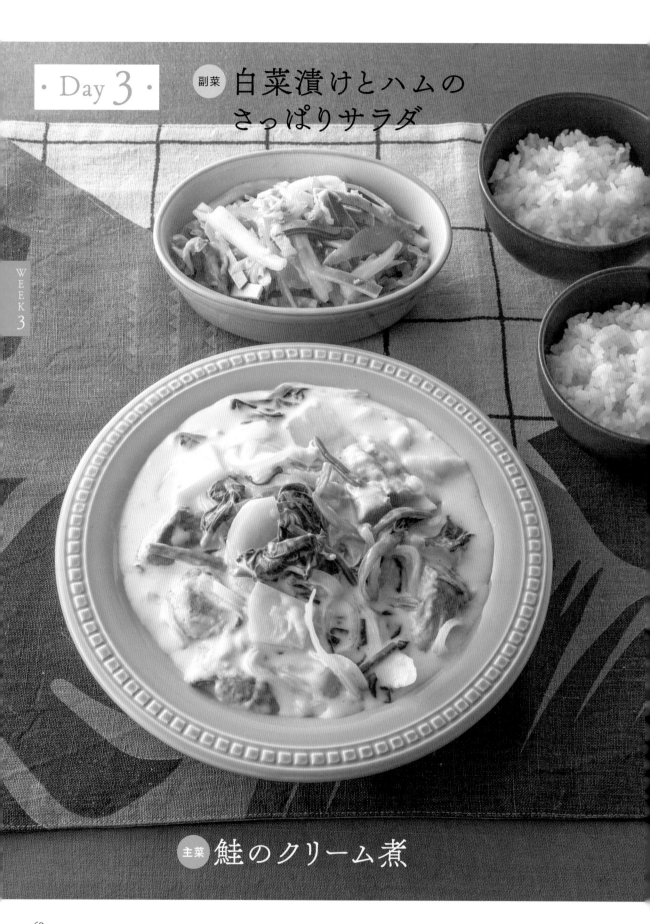

· Day 3 ·

副菜 白菜漬けとハムの
さっぱりサラダ

WEEK 3

主菜 鮭のクリーム煮

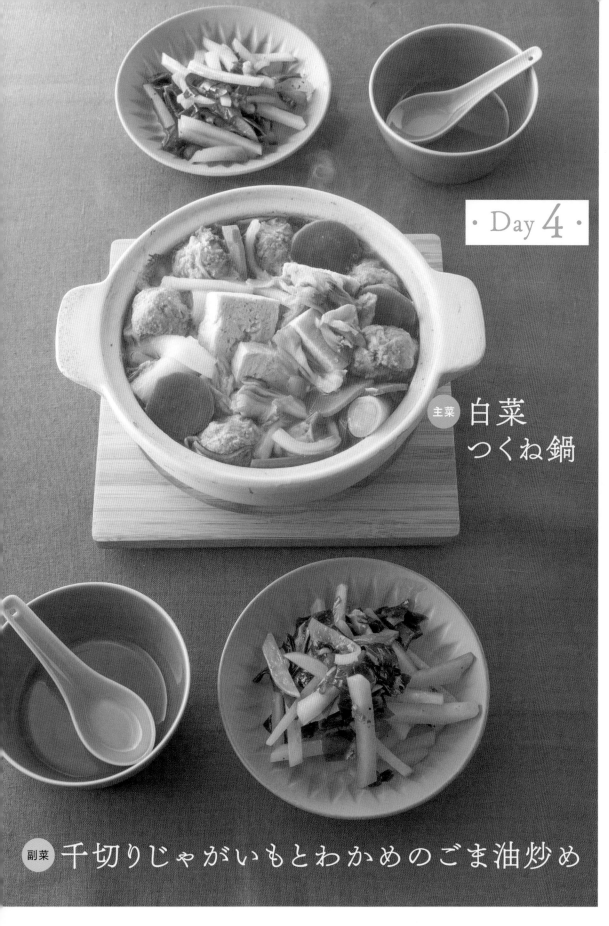

· Day 4 ·

主菜 白菜
つくね鍋

副菜 千切りじゃがいもとわかめのごま油炒め

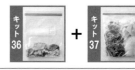

主菜 鮭のクリーム煮

〈1人分〉　エネルギー：350kcal ／ 塩分2.0g

材料（2人分）

キット36（生鮭）

キット37（玉ねぎ、ほうれん草、じゃがいも）

油 ……………………………… 大さじ1と1/2

小麦粉 …………………………… 大さじ1と1/2

A｜ 牛乳 …………………………… 250ml

　｜ 水 ……………………………… 50ml

　｜ チキンコンソメ ………………… 1/2個

　｜ ローリエ ………………………… 1枚

B｜ 白ワイン ……………………… 大さじ2

　｜ 塩 ……………………………… 小さじ1/5

　｜ こしょう ………………………… 少々

作り方

① フライパンに油を熱し、玉ねぎを炒める。しんなりしたら端に寄せて、生鮭の水気をふき、小麦粉をまぶして焼く（残った小麦粉はとっておく）。

② フライパンのあいているところでじゃがいもを炒める。鮭が両面とも焼けたら、①で残った小麦粉を加えて全体をさっと炒め、**A**を加えて混ぜながら煮立てる。蓋をして弱火で2分ほど煮る。

③ じゃがいもが煮えたら中火にして**B**を加えて混ぜ、ほうれん草を加えて熱くなるまで混ぜながら煮る。ローリエを除き、器に盛る。

memo

塩の代わりにしょうゆ小さじ1を入れると、よりご飯に合う味に。

副菜 白菜漬けとハムの さっぱりサラダ

〈1人分〉　エネルギー：62kcal ／ 塩分0.8g

材料（2人分）

キット37（パプリカ）

キット38（白菜漬け）……… 汁気をきって100g

ロースハム ……………………… 2枚（30g）

➡ 半分に切ってから5mm幅に切る

A｜ オリーブ油 …………………… 小さじ1

　｜ 酢 ……………………………… 小さじ1

　｜ こしょう ………………………… 少々

作り方

① パプリカは電子レンジで20秒加熱して冷ます。

② ボウルに①、白菜漬け、ロースハムを入れ、**A**を振って混ぜる。

memo

白菜漬けは汁気をしっかりめにきっておきましょう。

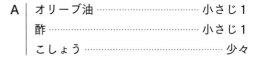

· Day 4 ·

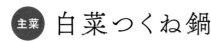

主菜 白菜つくね鍋

 + + +

〈1人分〉 エネルギー：338kcal ／ 塩分2.4g

材料（2人分）

キット38（白菜漬け）……… 汁気をきって200g

キット39（豚ひき肉）

キット40（長ねぎ、舞茸、人参）

キット41（豆腐）

A｜水 …………………………………… 2カップ
　｜酒 …………………………………… 大さじ2
　｜鶏がらスープの素 ……………… 小さじ1
　｜塩 …………………………… ごく少々（0.5g）

作り方

① 豚ひき肉と豆腐は解凍する。

② 鍋にA、白菜漬けを入れて火にかける。煮立ったら、豚ひき肉をひと口大に丸めて入れる。

③ 長ねぎ、人参、舞茸を凍ったまま入れ、豆腐は水気を絞って入れる。好みの加減に煮る。

memo

好みで酢、こしょう各少々を加えても。余った白菜漬けはそのまま食べたり、炒め物（P73）などに。下準備時に豚ひき肉に筋をつけて冷凍しておいた場合は、作り方②で凍ったまま筋に沿って割って入れます。

副菜 千切りじゃがいもとわかめのごま油炒め

 +

〈1人分〉 エネルギー：79kcal ／ 塩分0.5g

材料（2人分）

キット40（長ねぎ・青い部分）

じゃがいも ……………………………… 1個（100g）
　➡太めの千切りまたはスライサーでスライスし、さっと
　　洗って水気をきる

カットわかめ ……………………………… 大さじ1
　➡たっぷりの水で戻して水気を絞る

ごま油 …………………………………… 大さじ1/2

A｜しょうゆ …………………………… 小さじ1
　｜みりん ……………………………… 小さじ1
　｜粗びき黒こしょう ………………………… 少々

作り方

① フライパンにごま油を熱し、じゃがいもと凍ったままの長ねぎを入れて炒める。

② じゃがいもが透き通ったら、わかめを入れてさっと炒め、Aを振って手早く炒めて器に盛る。

WEEK 3

· Day 5 ·

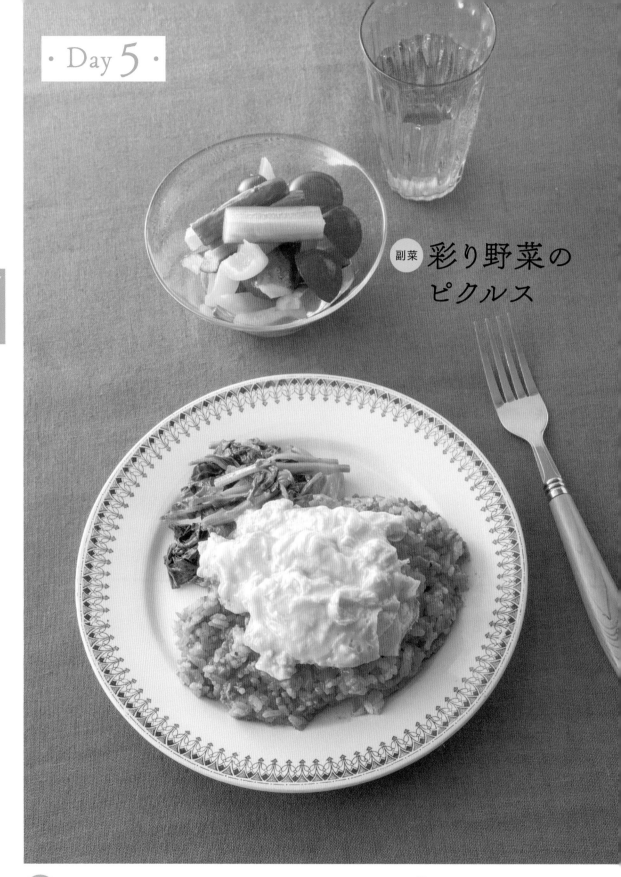

副菜 彩り野菜の
ピクルス

主菜 ふわとろオムライス ほうれん草ソテー添え

アレンジ&余り食材 活用レシピ

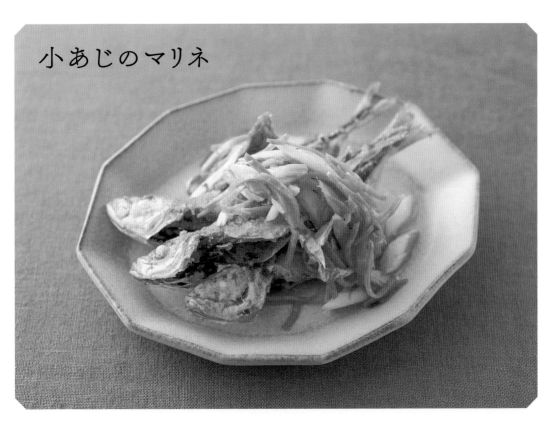

小あじのマリネ

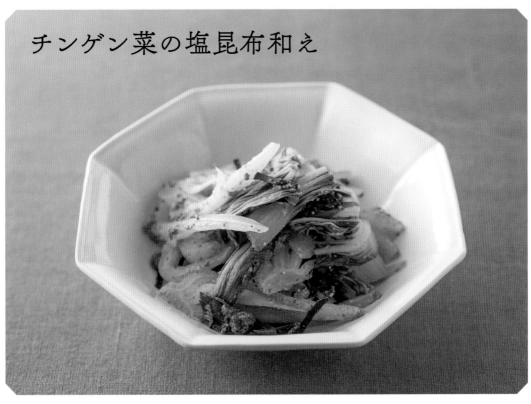

チンゲン菜の塩昆布和え

· Day 5 ·

主菜 ふわとろオムライス
ほうれん草ソテー添え

 + +

〈1人分〉　エネルギー：517kcal ／ 塩分2.4g

材料（2人分）

ご飯（あたたかいもの）……………… 250g	
キット42（豚ひき肉、玉ねぎ、人参）	
キット43（ほうれん草）	
オリーブ油 ………………………… 適量	
こしょう ……………………………… 少々	
塩 ……………………………… 小さじ1/5	

A ｜ トマトケチャップ ………………… 大さじ2
　｜ しょうゆ ………………………… 小さじ1
　｜ 塩 ……………………… ごく少々（0.5g）
　｜ こしょう …………………………… 少々
バター …………………………… 小さじ1
B ｜ 溶き卵 ………………………… 2個分
　｜ 牛乳 …………………………… 大さじ1

作り方

① フライパンにオリーブ油小さじ1を熱し、凍ったままのほうれん草を入れて蓋をし、上下を返して炒める。解凍されたら蓋を取って強火にし、塩ごく少々（分量外）、こしょう少々を振って炒めて器に盛る。

② フライパンをふき、オリーブ油大さじ1を熱し、凍ったままのキット42を入れ、塩小さじ1/5を振って炒める。蓋をして蒸らしながら炒める。

③ 解凍されたら蓋を取って水分を飛ばすように炒め、火が通ったらAを加えてさっと炒める。ご飯を加えてほぐし炒め、器に盛る。

④ フライパンを洗ってふき、バターを入れて火にかける。バターが溶けたら混ぜたBを入れて、中火で混ぜながら半熟になるまで火を通し、③にのせる。

memo
キット42、43を使ってパスタにアレンジしても（P73）。

副菜 彩り野菜のピクルス

 +

〈1人分〉　エネルギー：23kcal ／ 塩分0.2g

材料（4人分）

キット44（きゅうり、パプリカ）
プチトマト ………………………… 5個（70〜80g）残り
　➡ へたを取り、半分に切る

作り方

① プチトマトをきゅうりとパプリカに混ぜて器に盛る。

WEEK 3

アレンジ&余り食材 活用レシピ

・小あじをアレンジして・

⟨1人分⟩ エネルギー：244kcal ／ 塩分0.9g

小あじのマリネ

材料（2人分）

小あじ	150g	
セロリ（上の葉のほう）………… 1/2本分（50g）		
➡ 筋を取って、茎は斜め薄切り、葉はざく切り		
人参（小）	1/3本（30g）	
➡ 斜め薄切りにして千切り		

A	酢	大さじ1
	レモン汁	大さじ1
	オリーブ油	大さじ1
	塩	小さじ1/3
	砂糖	小さじ1/3
	こしょう	少々
揚げ油		適量
小麦粉		適量

作り方

① 耐熱容器に**A**を入れて混ぜる。
② 小あじはぜいごと鱗を取り、えらを挟んで腹のほうに引き、ワタを取る。血合いを洗って水気をふく。
③ フライパンに揚げ油を1〜2㎝入れて170度に熱し、②に小麦粉をまぶして油に入れる。カリッとするまで4〜5分揚げ、油をきる。
④ ③を熱いうちに①に漬ける。セロリ、人参を加え、時々混ぜながら冷めるまで置く。

memo
マメあじや、3枚おろしにしたあじ2尾分に替えて作っても。

・余ったチンゲン菜で・

⟨1人分⟩ エネルギー：23kcal ／ 塩分0.5g

チンゲン菜の塩昆布和え

材料（2人分）

チンゲン菜	大1株（150g）	
➡ 軸は細くくしに切り、葉は半分に切る		
A	塩昆布	大さじ1弱（3g）
	白すりごま	大さじ1弱

作り方

① チンゲン菜は塩ゆでにして、ざるにあげて冷まし、水気を絞る。
② ボウルに①と**A**を入れて和える。

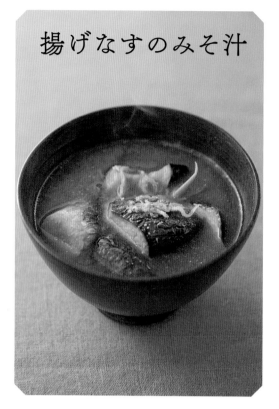

揚げなすのみそ汁

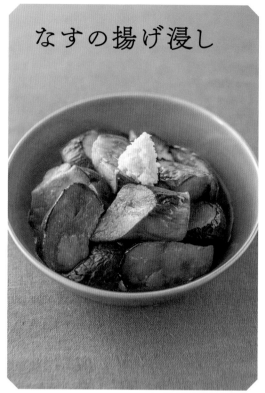

なすの揚げ浸し

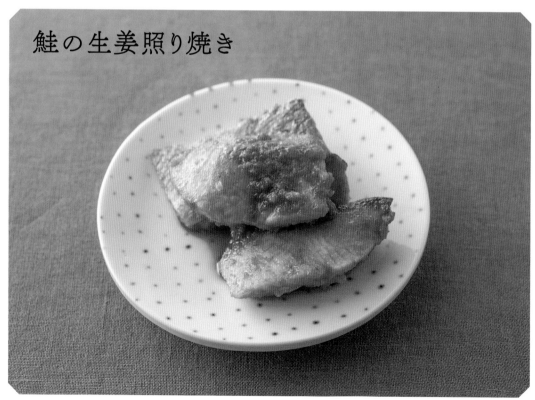

鮭の生姜照り焼き

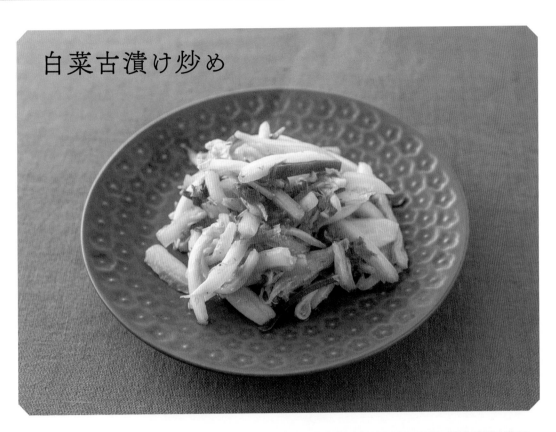

白菜古漬け炒め

WEEK 3

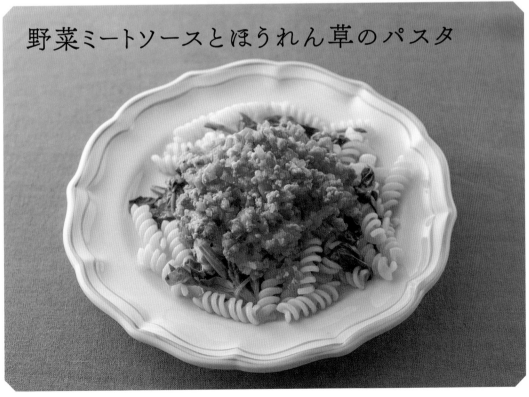

野菜ミートソースとほうれん草のパスタ

・余った揚げなすで・
揚げなすのみそ汁

〈1人分〉　エネルギー：144kcal ／ 塩分1.3g

材料（2人分）

揚げなす（乱切り）………………………… 2本分
水 ……………………………………… 1と1/2カップ
ちりめんじゃこ …………………………… 大さじ1
みそ ………………………………………… 大さじ1
長ねぎ（小口切り）………………………… 少々
粉山椒 ……………………………………… 少々

作り方

① 小鍋に水とちりめんじゃこを入れ、煮立ててあくを取り、揚げなすを入れてさっと煮る（冷凍保存した揚げなすを使う場合は、凍ったまま加えて蓋をしてさっと煮る）。

② みそを溶き入れて再び煮立ってきたら長ねぎを加えて器に盛り、粉山椒を振る。

・余った揚げなすで・　なすの揚げ浸し

〈1人分〉　エネルギー：129kcal ／ 塩分0.7g

材料（2人分）

揚げなす（乱切り・揚げたてのもの）
………………………………………… 2本分
A｜ めんつゆ（3倍濃縮）……………… 大さじ2
　｜ 水 …………………………………… 大さじ3
生姜（すりおろし）………… 小さじ2（1かけ分）

作り方

① 耐熱容器にAを入れて電子レンジで50秒ほど加熱する。

② 揚げなすが熱いうちに①に漬ける。

③ 冷めたら器に盛り、おろし生姜を添える。

・生鮭をアレンジしてお弁当に・
鮭の生姜照り焼き

〈1人分〉　エネルギー：213kcal ／ 塩分1.0g

材料（1人分）

生鮭（大）……………………… 1切れ（100g）
酒 ………………………………………… 大さじ1
オリーブ油または油 …………………… 小さじ1
小麦粉 ……………………………………… 適量

A｜ 生姜（すりおろし）
　｜ ………………… 小さじ1（1/2かけ分）
　｜ 酒 ………………………………… 小さじ1
　｜ みりん …………………………… 小さじ1
　｜ しょうゆ ………………………… 小さじ1

作り方

① 生鮭は酒を絡め、水気をふいてそぎ切りにする。

② フライパンに油を熱し、①に小麦粉をまぶして入れ、中火弱で両面をゆっくりと焼く。

③ 余分な油をふき、Aを加えて絡める。

・ 余った白菜漬けで ・　白菜古漬け炒め

〈1人分〉　エネルギー：53kcal ／ 塩分0.7g

材料（2人分）

白菜漬け	汁気をきって150g
ごま油	大さじ1/2
A　酒	大さじ1/2
しょうゆ	小さじ1/3
削り節	1/2パック（2g）

作り方

① フライパンにごま油を熱し、白菜漬けを入れて炒める。

② 全体に油が回ったら、好みで水少々を入れて蓋をして煮る。

③ Aを加えてさっと煮て、水気がなくなったら火を止め、削り節を加えて混ぜる。

memo

酸っぱくなった古漬けを活用できます。

WEEK 3

・ Day5「オムライス」のアレンジに ・

〈1人分〉　エネルギー：510kcal ／ 塩分2.0g

野菜ミートソースとほうれん草のパスタ

材料（2人分）

A（キット42）　豚ひき肉	100g
玉ねぎ	1/2個（100g）
➡みじん切り	
人参	1/2本弱（約50g）
➡みじん切り	
にんにく	1かけ
➡みじん切り	
オリーブ油	大さじ1
塩	小さじ1/5

B　トマト	50g
➡皮ごと1cmの角切り	
トマトケチャップ	大さじ2
白ワイン	大さじ2
水	1/4カップ
粗びき黒こしょう	少々
フジッリ（ショートパスタ）	140g
ほうれん草（キット43）	1/2束（150g）
➡食べやすい大きさに切る	
熱湯	1リットル
塩	大さじ1/2

作り方

① フライパンにオリーブ油を熱し、Aを入れ、塩を振って蓋をして炒める。

② 野菜がしんなりして豚ひき肉の色が変わったら、蓋を取って水気を飛ばす。

③ 水気が飛んだらBを加え煮立て、蓋をして、とろっとするまで5分ほど煮る。

④ 鍋に熱湯を沸かし、塩を加えてフジッリをゆでる。ゆで上がり1分半前にざるに入れたほうれん草を加えて一緒にゆで上げる。ほうれん草は水気を絞りフジッリと混ぜて盛り、③をかける。

memo

パスタは好みのもので作ってください。粉チーズ大さじ1を振ってもおいしい。

ごちそう 3品献立

目にもおいしい手の込んだ献立も、キットがあればひと手間加えるだけで簡単に出来上がり。食材を上手く使い回して、毎日多彩な食卓に。

買い物リスト
（5食・2人分）

鶏もも肉 ………… 1枚（270g）
牛肉（赤身切り落とし）
……………………… 150g
ロースハム …………… 2枚
まぐろ（刺身用赤身さく）
……………………… 150g
好みで サーモン（刺身用）
……………………… 50g
めかじき …………… 2切れ
ゆでだこ ……………… 80g
納豆 …………… 1パック
トマト ………………… 2個
春菊 …………………… 1束
小松菜 ………… 1束（300g）
パプリカ（赤） ………… 1個
シソ …………………… 10枚
➡水につけて保存する
れんこん ……… 小2節（250g）
きゅうり ……………… 2本
長ねぎ ………………… 2本
長いも ………………… 15cm
えのきたけ ……… 大1パック
エリンギ …… 1パック（100g）
バゲット ………… 1/3本（80g）

Day 3に買い足し

レタス ………………… 1個
ベビーリーフ（Day 5で使う）
………………………… 小1パック

主な常備品

玉ねぎ …………… 1個（200g）

週末の下準備

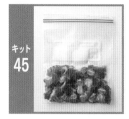

キット45

材料
まぐろ（刺身用赤身さく）
……………………… 100g
サーモン（刺身用）……… 50g
➡まぐろのみ150gを使ってもよい
酒 ………………… 大さじ1
A｜薄口しょうゆ 大さじ1
｜みりん …… 大さじ1/2

作り方
まぐろとサーモンは酒を絡めて水気をふき、1cm角に切る。Aと一緒に袋に入れて空気を抜き、チルドルームに入れる。

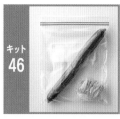

キット46

材料
きゅうり ……………… 1本
➡洗ってふく
生姜 ………………… 1かけ
➡千切りにしてラップで包む

作り方
材料を袋に入れて空気を抜き、冷蔵室に入れる。

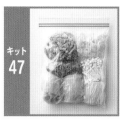

キット47

材料
れんこん ‥ 小2/3節（100g）
➡薄い半月切りにして、さっと洗って水気をふく
パプリカ（赤） 1/4個（30g）
➡斜め薄切り
えのきたけ
……… 大1/3パック（50g）
➡半分の長さに切ってほぐす
春菊（茎）… 1束分（約80g）
➡5mm幅に切る
長ねぎ ………… 1/3本（30g）
➡小口切り

作り方
材料をそれぞれラップで包み、袋に入れて空気を抜き、冷蔵室に入れる。

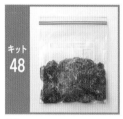

キット48

材料
牛肉（赤身切り落とし）
……………………… 150g
A｜酒 ………… 大さじ1
｜しょうゆ … 小さじ1

作り方
牛肉を袋に入れて、Aを加えて絡める。空気を抜いてチルドルームに入れる。

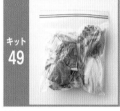

キット49

材料
小松菜 ……… 1/2束（150g）
➡根元を十字に切って、4cm幅に切る
パプリカ（赤）
…………… 1/4個（30g）
➡斜め3〜5mm幅に切ってラップで包む
長ねぎ ………… 2/3本（70g）
➡斜め5mm幅に切ってラップで包む

作り方
材料を袋に入れて空気を抜き、冷蔵室に入れる。

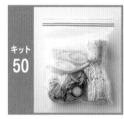

キット50

材料
きゅうり ……… 1本（100g）
➡小口切りにしてポリ袋に入れ、塩小さじ1/5を加えてもみこむ
えのきたけ
……… 大1/3パック（50g）
➡半分の長さに切ってほぐす
長いも …………… 3〜5cm
（皮つきで70g）
➡皮ごとラップで包む
長ねぎ ………… 1/2本（50g）
➡5mm幅の斜め薄切り

作り方
袋に材料を入れて空気を抜き、冷蔵室に入れる。

memo
キット49、50、56の長ねぎの残りは小口切りにして冷凍保存しておくと便利。

在庫をチェック

生姜／にんにく／高野豆腐（カットタイプ）／牛乳／ヨーグルト／ピザ用チーズ／焼き海苔／白いりごま／炒りクルミ／ちりめんじゃこ／カットわかめ／レモン／梅干し

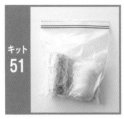

材料

長いも（細い部分）
………… 約10cm（キット50の残り）
➡ 皮ごとラップで包む
玉ねぎ …………………… 1/2個（100g）
➡ 薄切りにしてラップで包む

作り方

材料を袋に入れて空気を抜き、冷蔵室に入れる。

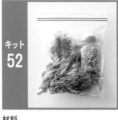

材料

春菊（葉） ………………… 2/3束分（50g）
➡ 柔らかいところをつむ
炒りクルミ（無塩） ……………… 10g
➡ 粗く刻んでラップで包む
にんにく ……………………………… 1かけ
トマト ……………………… 小1個（100g）
➡ そのまま

作り方

材料を袋に入れて空気を抜き、冷蔵室に入れて保存する。

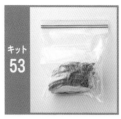

材料

バゲット ……………………… 1/3本（80g）
➡ 1cm厚さで斜め6枚に切る

作り方

袋に入れて空気を抜き、冷凍する。

memo
キット52の春菊（葉）の残りはみそ汁に（P92）。

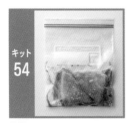

材料

めかじき ………………… 2切れ（160g）
酒 ………………………………… 大さじ1
A｜しょうゆ …………………… 大さじ1
　｜麹甘酒 ……………………… 大さじ1

作り方

めかじきは酒を絡めて水気をふき、袋にAと一緒に入れて下味をつけ、空気を抜いて冷凍する。

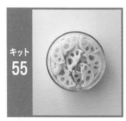

材料

れんこん …………… 小1と1/3節
　　　　　（150g、キット47の残り）
➡ 5mm幅のいちょう切り
A｜水 …………………………… 75ml
　｜酢 …………………………… 50ml
　｜砂糖 ……………………… 大さじ1
　｜塩 ……………………… 小さじ1/4

作り方

鍋にAを入れて熱し、れんこんを入れて、時々混ぜながられんこんが透き通るまで2〜3分煮る。冷めたら密閉容器に移して保存する。

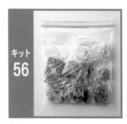

材料

長ねぎ（青い部分） ………………… 約10g
➡ 小口切りにしてラップで包む
小松菜 …………………… 1/2束（150g）
➡ 根元を十文字に切って、4cm幅に切る
えのきたけ ……… 大1/3パック（50g）
➡ 半分に切ってほぐし、ラップで包む
生姜 ……………………………… 1かけ
➡ 千切りにしてラップで包む

作り方

材料を袋に入れて空気を抜き、平らにして冷凍する。小松菜はゆでてから水気をきり、薄く平らにして冷凍しても。

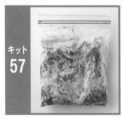

作り方

① 袋に鶏もも肉、塩、粗びき黒こしょうを入れてもむ。
② ①にAをチキンコンソメを崩して加えてよくもむ。
③ トマトとパプリカを入れ、空気を抜いて冷凍する。

memo
残った玉ねぎはDay 3（P84）でサラダのドレッシングに。残った鶏もも肉はハーブ焼き（P93）、もしくは塩こしょうを振ってDay 3でグラタン（P84）のロースハムの代わりに使っても。

材料（キット57）

鶏もも肉 …………………………… 150g
➡ 大きめの一口大に切る
トマト ……………………… 1個（150g）
➡ 皮ごと1cmの角切り
パプリカ（赤） …………………… 1/2個
　　　（約60g、キット47・49の残り）
➡ 1cm幅に切る
塩 …………………………… 小さじ2/5
粗びき黒こしょう ……………………… 少々
A｜玉ねぎ …… 80g➡みじん切り
　｜にんにく …… 1かけ➡みじん切り
　｜白ワイン …………………… 大さじ2
　｜オリーブ油 ……… 大さじ1と1/2
　｜カレー粉 ………………… 大さじ1/2
　｜チキンコンソメ …………… 1/2個
　｜サフラン（あれば） ………… 少々

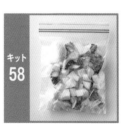

材料

エリンギ ………………… 1パック（100g）
➡ 1.5〜2cmの長さに切って4つ割
ゆでだこ …………………………… 80g
➡ 1cm幅のそぎ切り
にんにく ………………… 1/2〜1かけ
➡ みじん切りにしてラップで包む

作り方

袋に材料を入れて空気を抜き、薄く平らにして冷凍する。

主　菜

Day 1　海鮮丼

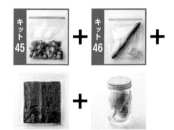

Day 2　牛肉と小松菜の
　　　　オイスターソース
　　　　炒め

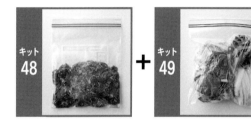

Day 3　長いもと高野豆腐の
　　　　グラタン

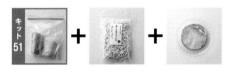

Day 4　めかじきの
　　　　しょうゆ甘酒漬け
　　　　焼き

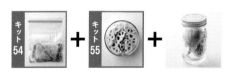

Day 5　チキンパエリア

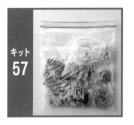

ごちそう3品献立

副　菜	アレンジ＆余り食材活用レシピ
れんこんとえのきの梅風味きんぴら	
春菊と長ねぎの納豆みそ汁	まぐろのごま焼き ➡P89
きゅうりとえのきの酢の物	
とろとろ長いも中華スープ	牛肉と小松菜の甘辛生姜炒め ➡P89
春菊のおろし玉ねぎサラダ + +	フレンチトースト ➡P92
トマトバゲット +	長いもと春菊のみそ汁 ➡P92
レタスと高野豆腐のみそ汁 + +	
小松菜とえのきの生姜炒め	めかじきのみそ甘酒焼き ➡P93
たことエリンギのにんにく炒め	
ヨーグルトのグリーンサラダ +	鶏もも肉のハーブ焼き ➡P93

WEEK 4

副菜1 れんこんとえのきの
梅風味きんぴら

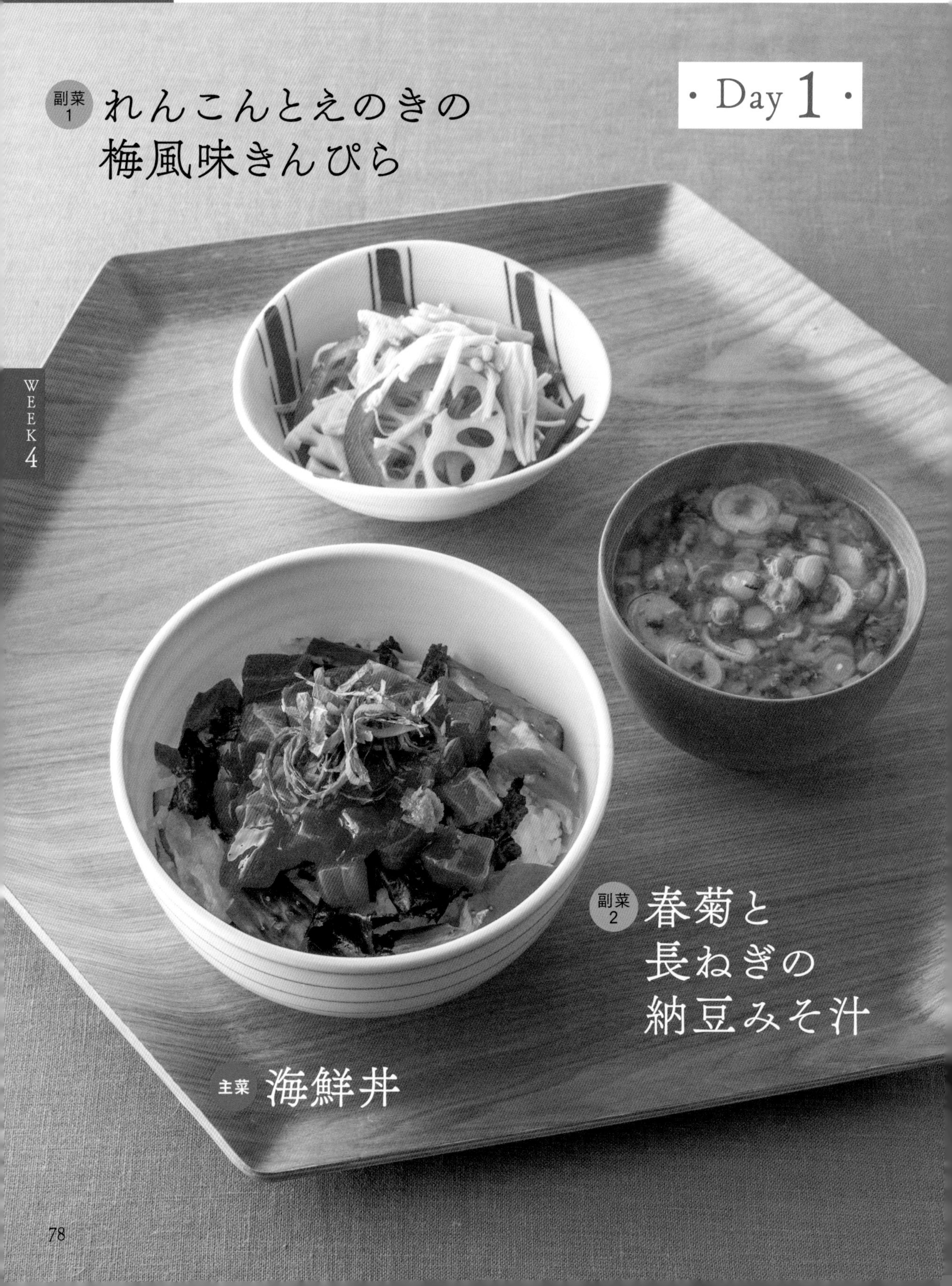

・Day 1・

副菜2 春菊と
長ねぎの
納豆みそ汁

主菜 海鮮丼

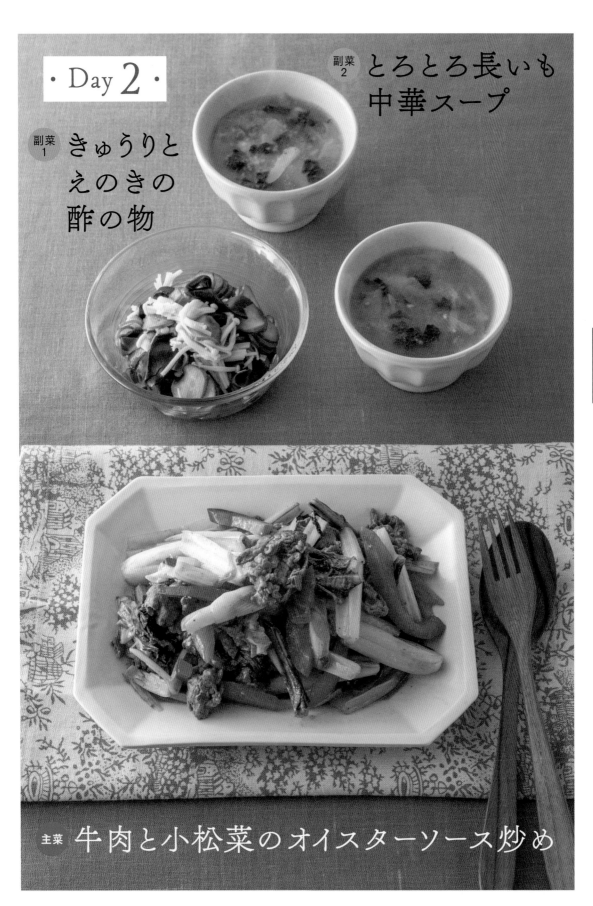

・Day 2・

副菜1 きゅうりと えのきの 酢の物

副菜2 とろとろ長いも 中華スープ

主菜 牛肉と小松菜のオイスターソース炒め

· Day 1 ·

主菜 海鮮丼

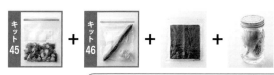

〈1人分〉　エネルギー：401kcal ／ 塩分1.4g

材料（2人分）
キット45（まぐろ、サーモン）
キット46（きゅうり、生姜）
酢 ………………………………… 大さじ2
ご飯（あたたかいもの）……………… 300g

焼き海苔 ……………………………………… 1枚
➡ もみ海苔にする
シソ ………………………………………………… 8枚
➡ はさみで千切りにして、
　さっと洗って水気をふく
わさび ……………………………………………… 適量

作り方
① きゅうりは食べやすい大きさにたたいて割る。
② 耐熱カップに生姜と酢を入れ、電子レンジで20秒ほど加熱し、ご飯に加えてさっくり混ぜる。
③ ②を器に盛り、①をのせて、もみ海苔を振る。さらにペーパータオルで汁気をきったキット45をのせ、シソとわさびを添える。

memo
刺身は二日後の消費期限のものを使い、翌日食べるようにします。特に夏などは、当日に切ってある刺身の盛り合わせを買い、水気をふいて調味液に10分ほど漬けてできるだけ早くいただくのがおすすめ。きゅうりの代わりに、みょうが、新生姜、刻んだ水菜を使っても。酢飯に白いりごま大さじ1を混ぜてもおいしい。

（左側余白）WEEK 4

副菜1 れんこんとえのきの梅風味きんぴら

〈1人分〉　エネルギー：87kcal ／ 塩分0.4g

材料（2人分）
キット47（れんこん、パプリカ、えのきたけ）
オリーブ油 ……………………… 大さじ1/2
A｜梅干し（塩分約15%・果肉をたたく）
　　　　　　　　　　　　 …………… 小さじ1
　｜酒 ……………………………… 大さじ1
　｜みりん ………………………… 小さじ1

作り方
① フライパンにオリーブ油を熱し、れんこんを炒める。透き通ってきたら、パプリカ、えのきたけを順に加えて炒める。
② Aを加えてさっと炒める。

副菜2 春菊と長ねぎの納豆みそ汁

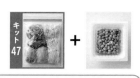

〈1人分〉　エネルギー：76kcal ／ 塩分1.4g

材料（2人分）
キット47（春菊の茎、長ねぎ）
納豆 ………………………… 1パック（40g）
水 …………………………… 1と1/2カップ
ちりめんじゃこ …………………… 大さじ1
みそ ………………………………… 大さじ1

作り方
① 小鍋に水とちりめんじゃこを入れ、煮立ったらあくを取り、春菊の茎を入れて蓋をして30秒〜1分煮る。
② みそを溶き入れ、長ねぎ、納豆を入れて再び煮立ってきたら器に盛る。

· Day 2 ·

主菜 牛肉と小松菜のオイスターソース炒め

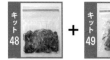

〈1人分〉 エネルギー：223kcal／塩分1.2g

材料（2人分）
キット48（牛肉）
キット49（小松菜、パプリカ、長ねぎ）
油 ………………………………… 小さじ2

A	オイスターソース	小さじ2
	酒	大さじ1/2
	粗びき黒こしょう	少々
B	片栗粉	小さじ1/2
	水	小さじ1

作り方
① Bを混ぜる。
② フライパンに油を熱し、長ねぎと牛肉を入れて炒める。牛肉の色がほとんど変わったらパプリカを入れて炒め、小松菜の茎、葉を順に炒め、蓋をして1分蒸らし炒めする。
③ 火を強くしてさっと炒め、Aを振って炒め合わせる。①をもう一度混ぜてから加え、全体に炒め合わせて器に盛る。

副菜1 きゅうりとえのきの酢の物

〈1人分〉 エネルギー：37kcal／塩分0.4g

材料（2人分）
キット50（きゅうり、えのきたけ）
カットわかめ ………………… 大さじ1（3g）

A	酢	大さじ1
	砂糖	大さじ1/2
	しょうゆ	小さじ1/2

memo
ごま油をおとしても風味が増します。

作り方
① 耐熱ボウルにえのきたけを入れてふんわりとラップをかけ、600wの電子レンジで1分加熱する。冷めたらAを加えて混ぜる。
② きゅうりは洗って水気を絞る。カットわかめはたっぷりの水で戻して水気を絞る。
③ ①に②を入れて和える。

副菜2 とろとろ長いも中華スープ

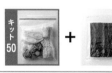

〈1人分〉 エネルギー：62kcal／塩分0.9g

材料（2人分）
キット50（長いも、長ねぎ）
ごま油 …………………………… 小さじ1
焼き海苔 ………………………… 1/2枚

A	水	1と1/2カップ
	酒	大さじ1
	鶏がらスープの素	小さじ1/2
B	しょうゆ	大さじ1/2
	こしょう	少々

作り方
① 長いもはすりおろす。
② 小鍋にごま油を熱し、長ねぎを炒める。しんなりしたら、Aを加えて煮立て、あくを取る。Bと①を加え、再び煮立ったらちぎった焼き海苔を混ぜて器に盛る。

memo
長いもは全体に混ぜなくてもよい。やまといもで作ってだんご状にしても。その場合は長めに煮る。じゃがいもで作って全体に混ぜてもOK。

WEEK4

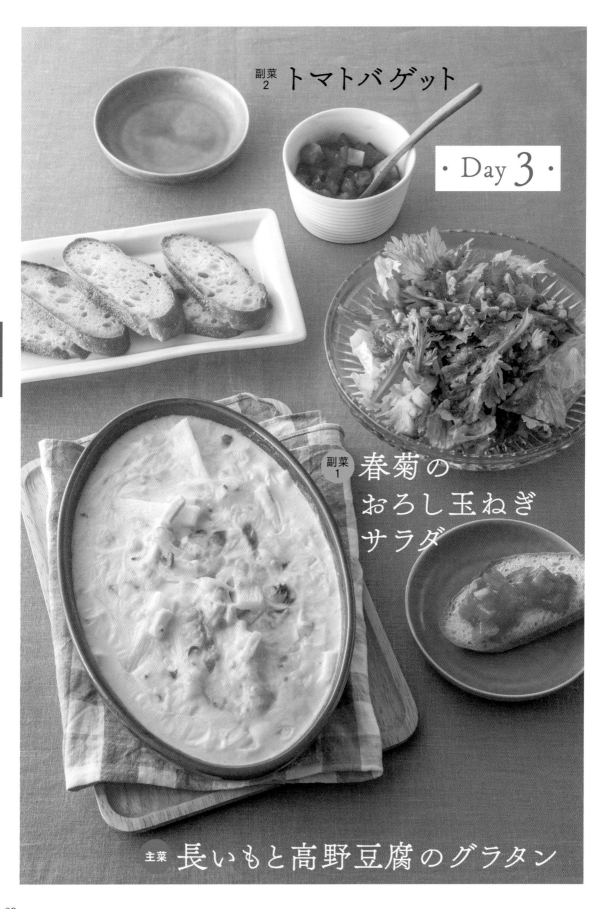

副菜 2 トマトバゲット

・Day 3・

副菜 1 春菊の
おろし玉ねぎ
サラダ

主菜 長いもと高野豆腐のグラタン

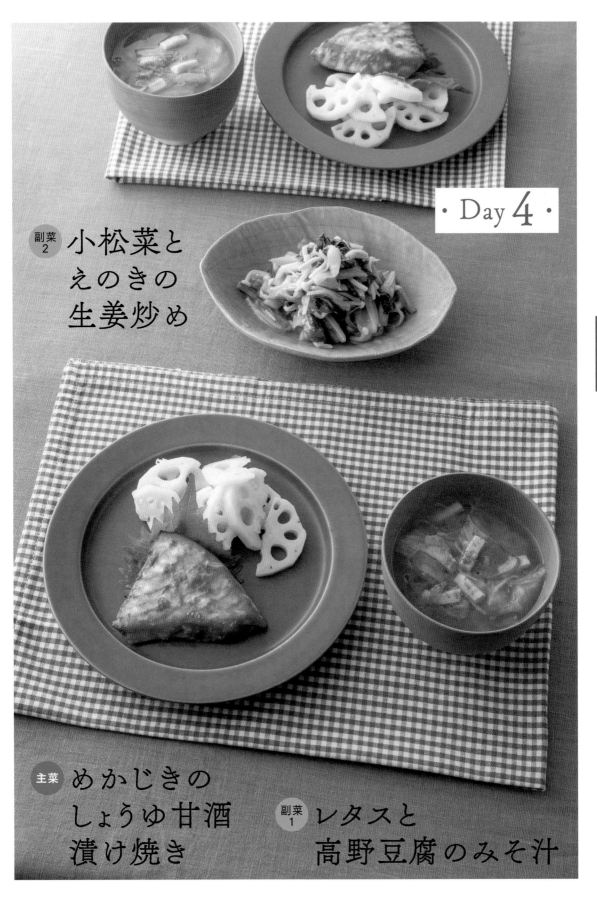

副菜2 小松菜と
えのきの
生姜炒め

主菜 めかじきの
しょうゆ甘酒
漬け焼き

副菜1 レタスと
高野豆腐のみそ汁

主菜 長いもと高野豆腐のグラタン

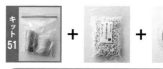

〈1人分〉 エネルギー：408kcal ／ 塩分1.9g

材料（2人分）
キット51（長いも、玉ねぎ）
ロースハム ····························· 2枚（30g）
　➡半分にして5mm幅に切る
高野豆腐（カットタイプ）················· 16g
油 ······························· 大さじ1と1/2
小麦粉 ··························· 大さじ1と1/2

A｜ 牛乳 ························· 1と1/4カップ
　｜ 水 ······························· 1/4カップ
　｜ チキンコンソメ ······················· 1/2個
　｜ ローリエ ··························· 1枚
B｜ 白ワイン ························· 大さじ2
　｜ 塩 ··························· 小さじ1/5
　｜ こしょう ··························· 少々
ピザ用チーズ ························· 30g

作り方
① 長いもは棒状に切る。高野豆腐はぬるま湯で戻し、水気を絞る。
② フライパンに油を熱し、玉ねぎをしんなりするまで炒め、長いもを加えて、周りが透き通るまで炒めたら小麦粉を振ってさらに炒める。
③ Aのチキンコンソメは崩しておく。②にAと高野豆腐を加えて、混ぜながら煮立て、蓋をして時々混ぜながら弱火で2〜3分煮る。
④ Bとロースハムを加えてさっと煮て、ローリエを除いてグラタン皿にのせる。ピザ用チーズを振って、トースターで5〜7分、焼き色がつくまで焼く。

副菜1 春菊のおろし玉ねぎサラダ

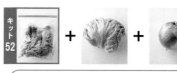

〈1人分〉 エネルギー：67kcal ／ 塩分0.5g

材料（2人分）
キット52（春菊の葉、炒りクルミ）
レタス ····························· 2枚（60g）
玉ねぎドレッシング ········· 2人分（P95参照）

作り方
① 春菊の葉はしんなりしていたら、もう一度洗って水気をしっかりきる。レタスは食べやすい大きさにちぎる。
② ①を器に盛り、炒りクルミを振り、玉ねぎドレッシングをかける。

副菜2 トマトバゲット

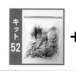

〈1人分〉 エネルギー：112kcal ／ 塩分0.7g

材料（2人分）
キット52（にんにく、トマト）
キット53（バゲット）
A｜ 塩 ····················· ごく少々（0.5g）
　｜ オリーブ油 ····················· 小さじ1

作り方
① 凍ったままのバゲットをトースターでカリッとするまで焼く。
② ①が熱いうちに、にんにくの切り口をこすりつけ、香りを移す。
③ 皮ごと1cmの角切りにしたトマトにAを混ぜ、②にのせていただく。

· Day 4 ·

主菜 めかじきのしょうゆ甘酒漬け焼き

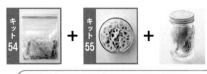

〈1人分〉 エネルギー：162kcal ／ 塩分1.0g

材料（2人分）

キット54（めかじき）

キット55（れんこんの酢の物）……………… 1/2量

シソ ………………………………………… 2枚

作り方

① めかじきは解凍し、汁気をきってグリルの中火～中火弱で焼く。

② れんこんの汁気をきって器に盛り、シソを敷いて①をのせる。

memo

れんこんの酢の物の残りは1週間以内に食べきりましょう。

副菜1 レタスと高野豆腐のみそ汁

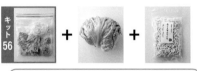

〈1人分〉 エネルギー：49kcal ／ 塩分1.3g

材料（2人分）

キット56（長ねぎ・青い部分）

レタス ……………………… 2枚（60g）

高野豆腐（カットタイプ）………………… 8g

水 …………………………… 1と3/4カップ

ちりめんじゃこ ……………………… 大さじ1

みそ ………………………………… 大さじ1

作り方

① 高野豆腐はぬるま湯で戻し、水気を絞る。

② 小鍋に水とちりめんじゃこを入れて熱し、あくを取り、高野豆腐を入れて蓋をして3分ほど煮る。

③ レタスをちぎって入れ、みそを溶き入れ、煮立ってきたら長ねぎを加えて器に盛る。

副菜2 小松菜とえのきの生姜炒め

〈1人分〉 エネルギー：83kcal ／ 塩分0.6g

材料（2人分）

キット56（小松菜、えのきたけ、生姜）

オリーブ油 ……………………… 大さじ1

酒 ……………………………… 大さじ1

A ｜ 鶏がらスープの素 ……………… 小さじ1/4

｜ 塩 ……………………………… 小さじ1/5

｜ こしょう ……………………………… 少々

作り方

① フライパンにオリーブ油を熱し、凍ったままの生姜と小松菜、その上にえのきたけをのせて、酒を振って蓋をして蒸し焼きにする。解凍されてきたら全体を混ぜて、蓋をしてさらに蒸し焼きにする。

② ①をざるにあげて汁気をきったら（下準備時に小松菜をゆでてから冷凍した場合は、汁気をきらなくてよい）、フライパンに戻して、Aを振ってさっと炒める。

WEEK 4

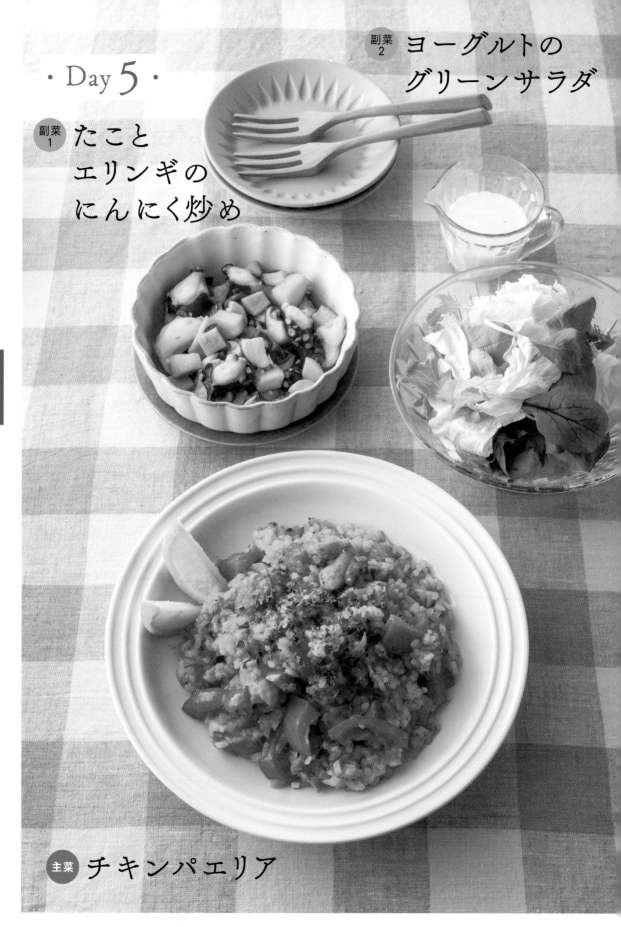

・Day 5・

副菜2 ヨーグルトの
グリーンサラダ

副菜1 たこと
エリンギの
にんにく炒め

主菜 チキンパエリア

アレンジ&余り食材 活用レシピ

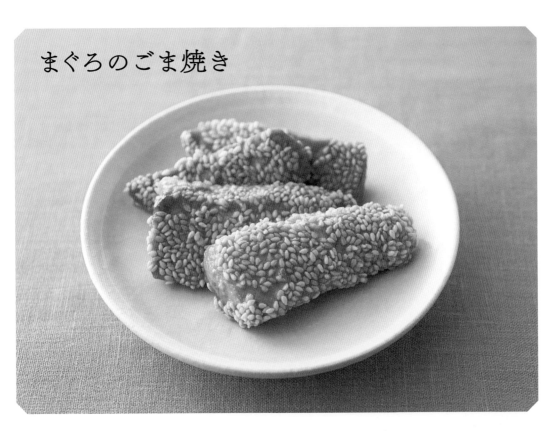

まぐろのごま焼き

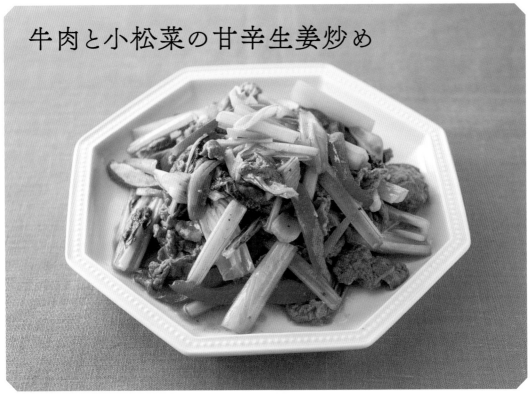

牛肉と小松菜の甘辛生姜炒め

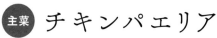

· Day 5 ·

キット57

主菜 チキンパエリア

〈2人分の場合〈1人分〉 エネルギー：570kcal ／ 塩分1.7g〉

材料（2～3人分）

キット57（鶏もも肉、トマト、パプリカ）

米 ……………………………… 1合

水 ……………………………… 1カップ

レモン（くし切り） ………………… 2切れ

ドライパセリ ……………………… 適量

作り方

① フライパンに水を煮立て、凍ったままのキット57を入れ、蓋をして煮る。解凍されてきたら上下を返し、蓋をしてさらに溶かす。

② 鶏もも肉を取り出し、米を洗わずに入れ、全体を混ぜて平らにする。その上に鶏肉をのせて蓋をして中火強で2分、ふつふつ煮立つくらいの弱火にして15分、仕上げに強火にして30秒熱したら、火を止めて5～10分おく。

③ 器に盛ってパセリを振り、レモンを添える。

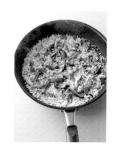

WEEK 4

memo

小さめのフライパンなどで作ってそのまま食卓に出しても。翌日にあたため直していただいても美味。

キット58

副菜1 たことエリンギのにんにく炒め

〈1人分〉 エネルギー：108kcal ／ 塩分0.5g

材料（2人分）

キット58（エリンギ、ゆでだこ、にんにく）

オリーブ油 ………………… 大さじ1

赤とうがらし（小口切り） ………………… 少々

塩 ……………………… ごく少々（0.6g）

作り方

① フライパンにオリーブ油を熱し、にんにく、赤とうがらしを加えてさっと混ぜ、凍ったままのエリンギ、ゆでだこを加えて蓋をして中火で溶かす。

② 解凍されてきたら蓋を取って、炒めながら汁気を飛ばす。

③ 塩を振って混ぜ、器に盛る。

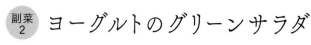

 +

副菜2 ヨーグルトのグリーンサラダ

〈1人分〉 エネルギー：28kcal ／ 塩分0.3g

材料（2人分）

ベビーリーフ ………………… 小1パック（30g）

➡ 洗って水気をふく

レタス …………………… 3枚（90g）

➡ 食べやすい大きさにちぎる

A｜ヨーグルト ……………… 大さじ3

　｜レモン汁 ………………… 小さじ1

　｜はちみつ ………………… 小さじ1/2

　｜塩 ……………… ごく少々（0.5g）

　｜こしょう ………………… 少々

作り方

ベビーリーフとレタスを合わせて器に盛り、Aを混ぜてかける。

memo

残ったレタスは朝食や昼食でみそ汁やスープ、ソテー、サラダなどにして食べましょう。

アレンジ&余り食材 活用レシピ

・余ったまぐろをお弁当に・
⟨1人分⟩　エネルギー：156kcal ／ 塩分0.7g

まぐろのごま焼き

材料（2人分）

まぐろ（刺身用赤身さく）‥‥‥‥‥‥‥	
50g（キット45の残り）➡5mm幅のそぎ切り	
A｜しょうゆ‥‥‥‥‥‥‥‥‥小さじ1	
｜みりん‥‥‥‥‥‥‥‥‥小さじ1/2	

B｜片栗粉‥‥‥‥‥‥‥‥‥‥小さじ1
　｜水‥‥‥‥‥‥‥‥‥‥‥‥小さじ1
白いりごま‥‥‥‥‥‥‥‥‥‥大さじ1
オリーブ油‥‥‥‥‥‥‥‥‥‥小さじ1

作り方

① まぐろは合わせたAに10分ほど漬ける（前日に漬けておいてもよい）。

② ①の水気をふき、Bを全体に絡めて汁気をきり、片面に白いりごまをまぶす。フライパンにオリーブ油を入れて中火弱で熱し、ごまをまぶした面を下にしてまぐろを並べる。両面を焼いて火を通す。

・Day 2「牛肉と小松菜のオイスターソース炒め」のアレンジ・
⟨1人分⟩　エネルギー：237kcal ／ 塩分1.3g

牛肉と小松菜の甘辛生姜炒め

材料（2人分）

キット48
　牛肉（赤身切り落とし）‥‥‥‥‥150g
　A｜酒‥‥‥‥‥‥‥‥‥‥‥大さじ1
　　｜しょうゆ‥‥‥‥‥‥‥‥小さじ1

キット49
　小松菜‥‥‥‥‥‥‥‥‥1/2束（150g）
　　➡根元を十文字に切って、4cm幅に切る
　パプリカ（赤）‥‥‥‥‥‥1/4個（30g）
　　➡斜め3〜5mm幅に切る
　長ねぎ‥‥‥‥‥‥‥‥‥‥2/3本（70g）
　　➡斜め5mm幅に切る

生姜‥‥‥‥‥‥‥‥‥‥1かけ➡千切り
オリーブ油‥‥‥‥‥‥‥‥‥‥小さじ2
B｜しょうゆ、砂糖、酒‥‥‥‥各小さじ2
　｜粗びき黒こしょう‥‥‥‥‥‥‥少々
C｜片栗粉‥‥‥‥‥‥‥‥‥小さじ1/2
　｜水‥‥‥‥‥‥‥‥‥‥‥小さじ1

作り方

① 牛肉はAで下味をつけておく。

② フライパンにオリーブ油を熱し、長ねぎと生姜と①を入れて炒める。牛肉の色が変わったらパプリカ、小松菜の茎、葉を順に入れて炒め、蓋をして1分蒸らし炒めをする。

③ 火を強くしてさっと炒め、Bを振ってさらに炒める。Cを混ぜてから加えて、全体に炒め合わせる。

memo
手順は「牛肉と小松菜のオイスターソース炒め」（P81）と同じ。より深みのある味わいに。

フレンチトースト

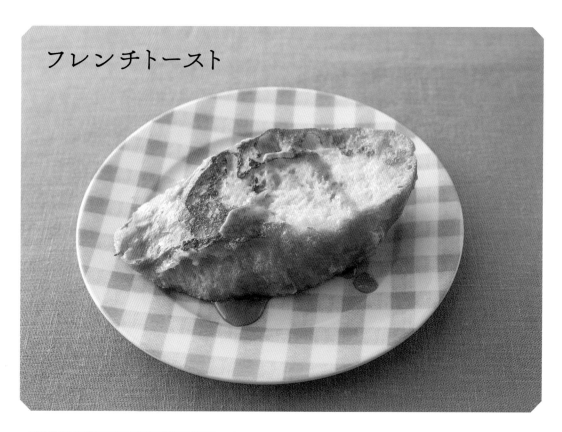

長いもと春菊のみそ汁

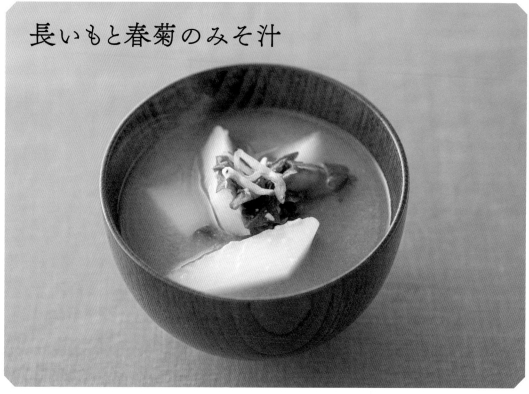

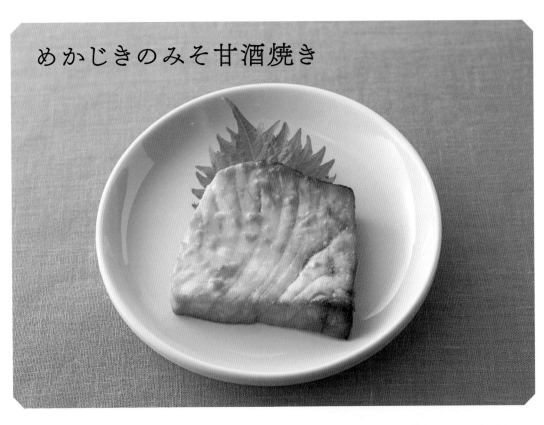

めかじきのみそ甘酒焼き

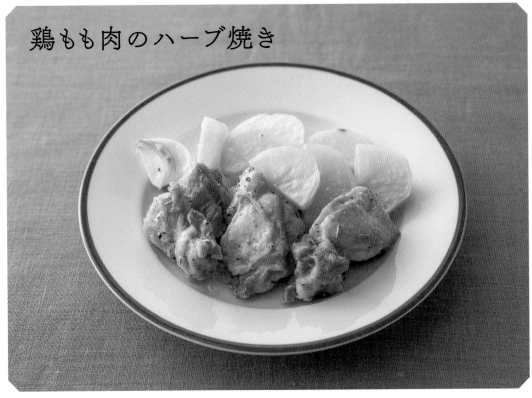

鶏もも肉のハーブ焼き

・ 余ったバゲットで ・

フレンチトースト

〈1枚分〉 エネルギー：190kcal ／ 塩分0.5g

材料（4枚分）

バゲット ………………………… 1/3本（80g）
　➡斜めに4等分に切る
A　牛乳 ……………………………… 1カップ
　　卵 ………………………………… 2個
　　砂糖 …………………………… 大さじ2
　　バニラオイルまたはバニラエッセンス
　　…………………………………… 適量

メープルシロップ ………………… 小さじ4
バター …………………………… 大さじ1

作り方

① 密閉容器にAを入れて混ぜ、バゲットを漬ける。時々上下を返し、半日ほど冷蔵庫に置く。
② フライパンを熱してバターを溶かし、①を入れて中火弱にして、蓋をして両面に軽く焼き色がつくまで焼く。
③ 器に盛り、メープルシロップをかける。

memo
バゲットは冷凍保存しておくと便利。使うときは、解凍してからAの液に漬けましょう。

・ 余った春菊の葉で ・

長いもと春菊のみそ汁

〈1人分〉 エネルギー：58kcal ／ 塩分1.3g

材料（2人分）

長いも …………………………………… 100g
　➡5cm長さに切って縦半分に切り、1cm幅に切る
春菊（葉）………………………… 1/3束分（30g）
　➡3cm長さに切る

水 …………………………………… 1と1/2カップ
ちりめんじゃこ …………………… 大さじ1
みそ ………………………………… 大さじ1

作り方

① 小鍋に水と長いも、ちりめんじゃこを入れて熱する。煮立ててあくを取り、蓋をして2分ほど煮る。
② 春菊を加えてさっと煮て、みそを溶き入れ、煮立ってきたら火を止めて器に盛る。

・めかじきのアレンジに・

〈1人分〉 エネルギー：138kcal ／ 塩分0.9g

めかじきのみそ甘酒焼き

材料（2人分）

めかじき ……………………… 2切れ（160g）
酒 …………………………………… 大さじ1

A｜みそ ……………………………… 大さじ1
　｜麹甘酒 ……………………………… 大さじ1
シソ ……………………………… 2枚（好みで）

作り方

① めかじきは酒を絡めて水気をふく。袋にAを入れて混ぜ、めかじきを一緒に入れて漬け、1日冷蔵または冷凍する。
② 冷凍した場合は解凍してからグリルの弱火で焼く。
③ 好みでシソを添えて器に盛る。

WEEK 4

・余った鶏もも肉で・

〈1人分〉 エネルギー：182kcal ／ 塩分0.7g

鶏もも肉のハーブ焼き

材料（2人分）

鶏もも肉 …………… 120g（キット57の残り）
塩 ……………………………… 小さじ1/4
オリーブ油 …………………… 小さじ1

じゃがいも ……………………… 1個（100g）
　➡ 7mm厚さの半月切り
にんにく ……………………………… 1かけ
ローズマリー（乾燥）………………… 少々

作り方

① 鶏もも肉は4等分に切り、塩をまぶしてオリーブ油を絡める。さらにじゃがいもとにんにくを加えて絡める。
② ①をトースターの天板にのせ、ローズマリーを振って15分ほど焼く。

memo
グリルの弱火で焼いてもOK。

余った野菜をドレッシングに

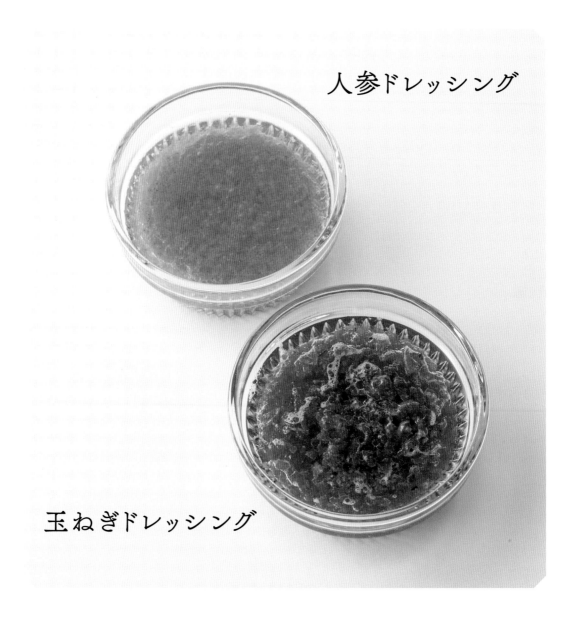

人参ドレッシング

玉ねぎドレッシング

余った半端な量の野菜は手作りドレッシングに。分量の2〜3倍をまとめて作り、密閉容器に入れて保存しておくと便利です。

人参ドレッシング

〈1人分〉 エネルギー：66kcal ／ 塩分0.6g

材料（2人分）

人参（すりおろし）	大さじ1
酢	大さじ2
塩	小さじ1/4
砂糖	小さじ1/4
油	大さじ1

作り方

材料を全て合わせる。

玉ねぎドレッシング

〈1人分〉 エネルギー：42kcal ／ 塩分0.5g

材料（2人分）

玉ねぎ（すりおろしまたはみじん切り）	小さじ2
ポン酢しょうゆ	小さじ2
こしょう	少々
オリーブ油	小さじ2

作り方

材料を全て合わせる。

料理：今泉久美（いまいずみ・くみ）
女子栄養大学栄養クリニック特別講師。料理研究家。栄養士。簡単でわかりやすく、栄養バランスが整った料理が人気。雑誌、料理本、テレビなどさまざまなメディアで活躍。

監修：女子栄養大学栄養クリニック
現代の栄養学の礎を築いた女子栄養大学の創立者香川綾により、1969年に構内に併設されたクリニック。脂質異常症をはじめ、肥満や高血圧などの生活習慣病の予防・改善を目的に、医師や管理栄養士、運動指導員がチームとなり、治療を行なっている。

装幀デザイン　村田隆（bluestone）
編集協力　　　蒲池桂子
　　　　　　　森末祐二
本文デザイン　朝日メディアインターナショナル株式会社
撮　　影　　　榎本修
スタイリング　宮沢ゆか
栄養価計算　　磯崎真理子

もう献立に悩まない

女子栄養大学栄養クリニック 時短！節約！５日分「手作りミールキット」レシピ

2020年6月9日　第1版第1刷発行
2023年8月21日　第1版第6刷発行

監修者　女子栄養大学栄養クリニック
発行者　村上雅基
発行所　株式会社PHP研究所
　　　　京都本部　〒601-8411　京都市南区西九条北ノ内町11
　　　　〔内容のお問い合わせは〕暮らしデザイン出版部 ☎075-681-8732
　　　　〔購入のお問い合わせは〕普 及 グ ル ー プ ☎075-681-8818
印刷所　図書印刷株式会社